Loose • Loose

Immer dasselbe Theater!

Andrea Loose • Christof Loose

Immer dasselbe Theater!

Problematische Erziehungsmuster schematherapeutisch auflösen

Mit Online-Material

BELTZ

Dr. rer. nat. Christof Loose
Andrea Loose
Praxis für Psychotherapie und Netzwerk Schematherapie Düsseldorf
Gerresheimer Landstraße 129
40627 Düsseldorf
E-Mail C. Loose: kontakt@psychotherapie-loose.de oder kontakt@schematherapie-für-kinder.de
E-Mail A. Loose: kontakt@beziehungsberatung.me
www.psychotherapie-loose.de oder www.schematherapie-für-kinder.de
www.lebens-und-paarberatung-loose.de

MIX
Papier | Fördert gute Waldnutzung
FSC® C089473

Dieses Buch ist erhältlich als:
ISBN 978-3-621-29271-9 Print
ISBN 978-3-621-29453-9 E-Book (PDF)
ISBN 978-3-621-29454-6 E-Book (EPUB)

1. Auflage 2026

Beltz Verlagsgruppe GmbH & Co. KG
Werderstraße 10, 69469 Weinheim
service@beltz.de

Lektorat: Dagmar Kühnle Zerpa
Umschlagbild: mauritius images / Roman Samborskyi / Alamy / Alamy Stock Photos
Herstellung: Marah Ehret
Portraitbilder des Autorenteams (Umschlag): © Kerstin Krüger (Das Portraitstudio)
Satz: WMTP Wendt-Media Text-Processing GmbH, Birkenau
Druck und Bindung: Beltz Grafische Betriebe, Bad Langensalza
Beltz Grafische Betriebe ist ein Unternehmen mit finanziellem Klimabeitrag (ID 15985-2104-1001).
Printed in Germany

Weitere Informationen zu unseren Autor:innen und Titeln finden Sie unter: www.beltz.de

Inhalt

Vorwort

»Immer dasselbe Theater!« – diesen Ausruf kennen viele Eltern allzu gut. Tägliches Frühstückschaos, endlose Diskussionen über das Aufräumen des Zimmers, wiederkehrende Debatten um Medienzeit – kleine Dramen, die sich auf der Bühne des Familienalltags immer wieder abspielen. Doch hinter diesen scheinbar einfachen Szenen verbirgt sich oft viel mehr als der Kampf um Ordnung oder Disziplin. Sie spiegeln die leisen, tiefen Fragen wider, die uns als Eltern bewegen.

In »Immer dasselbe Theater« möchten wir mit Ihnen den Alltag der Elternschaft genauer betrachten. Statt schneller Lösungen oder pauschaler Tipps laden wir Sie ein, einen tieferen Blick auf sich selbst und Ihre Rolle als Elternteil zu werfen. Es geht nicht nur um das »Wie« der Erziehung, sondern vor allem um das »Warum«. Warum reagieren wir oder unsere Kinder manchmal übertrieben genervt, überzogen enttäuscht oder maßlos verärgert? Welche verborgenen Muster aus der eigenen Kindheit wirken noch nach? Und welche Rolle spielen Temperament, seelische Bedürfnisse oder die eigenen inneren Verletzungen aus der Vergangenheit?

Dieses Buch ist kein gewöhnlicher Elternratgeber. Es lädt vielmehr dazu ein, die eigenen Erfahrungen in der Herkunftsfamilie zu reflektieren und die tieferen Zusammenhänge im Familienalltag zu erkennen. Gemeinsam richten wir mit Ihnen den Blick nach »hinten«, nach »innen« und nach »vorne« – Vergangenheit, innere Dynamiken und Zukunftsperspektive. So wird Elternschaft zu einer Reise voller Überraschungen, Herausforderungen und kleiner Wunder. Die im Buch zusammengestellten Übungen und Einladungen zur Selbstreflexion möchten Ihnen helfen, diese Reise mit mehr Klarheit, flexibler Standfestigkeit und einem harmonischen Miteinander in der Familie zu erleben.

Besonderer Dank gilt gilt zunächst Peter Graaf, der die konzeptuelle Entwicklung der schemageleiteten Elternarbeit maßgeblich mitgestaltet hat, aber auch Franziska Lory für ihr sorgfältiges und bereicherndes Manuskriptfeedback sowie Dagmar Kühnle Zerpa für ihre sehr angenehme und mehr als hilfreiche Unterstützung in der Redaktion.

Wir wünschen Ihnen viele nachdenkliche, inspirierende und bereichernde Momente beim Lesen – sowohl auf Ihrer ganz persönlichen, aber auch gemeinsamen Bühne Ihres Familienlebens.

Düsseldorf, Februar 2026 *Christof Loose und Andrea Loose*

1

Willkommen zu »Immer dasselbe Theater!«

Ladies and Gentlemen, liebe Eltern und Großeltern,
es ist uns eine große Freude, Ihnen zu präsentieren …

Die Bühne Ihres Lebens!

In dieser Aufführung: **Immer dasselbe Theater!**

Die Schauspielerinnen und Schauspieler kommen aus Ihrer Familie, die Inszenierung ist hausgemacht, die Bühnenbilder sind die Ihren. Die Leitung des Bühnenstücks obliegt Ihnen, samt Drehbuch, Requisiten, Choreografie und Regie.

Das Wichtigste: Der Vorhang ist noch nicht gefallen, das Skript ist noch nicht zu Ende geschrieben. Wir laden Sie herzlich ein, in Ihr persönliches Theaterstück einzutauchen und die kommenden Aufführungen aktiv mitzugestalten.

Sind Sie dabei?

Um was geht es?

Sie sind ein Elternteil oder eine enge Bezugsperson für ein Kind? Sie erleben in Ihrer Erziehung gravierende oder vor allem wiederkehrende Schwierigkeiten? Sie wollen diese Probleme angehen und etwas für sich und Ihr Kind verändern? Dann haben Sie sich für das richtige Buch entschieden. Die Vorführung »Immer dasselbe Theater!«, welche Sie in diesem Buch kennenlernen und mitgestalten werden, hilft Ihnen dabei, Erziehungsprobleme besser zu verstehen, zu reduzieren und insgesamt im Familienalltag gelassener zu werden. Sie lernen dabei, nicht nur Ihre Rolle im Stück »wie gewohnt« zu spielen, sondern das Drehbuch selbst zu schreiben. Die Grundideen dieses Drehbuchs lassen sich auf die Schematherapie nach Jeffrey Young zurückverfolgen. Hierin werden Lebensmuster bzw. Schemata konzeptualisiert, die Sie mit unserer Hilfe in diesem Buch erkunden werden. Dabei werden wir uns Menschen aus drei Generationen anschauen, da sie bei der Entstehung und Weitergabe solcher Lebensmuster gewöhnlich beteiligt sind. Alle werden eine Rolle in unserem Stück »Immer dasselbe Theater« spielen.

Sind die Lebensmuster erst einmal erkannt, dann können Sie die Muster und damit die Schwierigkeiten im Hier und Jetzt vor dem Hintergrund des Dort und Damals viel besser einordnen, verstehen und verändern.

Wen wir ansprechen möchten. Wir gehen davon aus, dass Sie eine Mutter oder ein Vater sind oder in einer elterlichen Rolle als Bezugsperson für ein bzw. Ihr Kind ansprechbar sind. Wenn nachfolgend von Mutter, Vater oder Eltern gesprochen wird, sind damit generell nahe Bezugspersonen gemeint, die für das Kind eine (Art von) Elternrolle einnehmen, also z. B. auch Stief-, Pflege-, Großeltern, Tanten, Onkel und weitere Familienmitglieder, aber auch Personen, die in beruflichen Bezügen mit Kindern zusammenarbeiten, wie z. B. in pädagogischen, beraterischen und psychotherapeutischen Einrichtungen.

Was wir erreichen wollen

Das vorliegende Buch möchte Sie dabei unterstützen, tiefere Einsichten in solche Lebensmuster zu erlangen und diese vor dem Hintergrund Ihrer Biografie klarer zu verstehen, letztlich, um aus einem solchen Verständnis heraus die Grundlage für eine wertschätzende und haltgebende Erziehungshaltung zu entwickeln. Von da aus lassen sich dann angemessene und zielführende Verhaltensweisen für die Erziehung – erst allgemein und dann ganz persönlich für Sie – ableiten und einüben.

An dieser Stelle ist es uns wichtig, zu betonen, dass wir Erziehungsprobleme keinesfalls pauschal den Eltern zuschreiben wollen. Wir wissen aus der täglichen Praxis, dass auch Kinder (z. B. bei schwierigem Temperament oder auch mit genetischer Belastung) aus sich heraus emotionale und/oder Verhaltensauffälligkeiten entwickeln können, die dann ihrerseits zu Gefühlen von Hilflosigkeit und Resignation bei Eltern führen. Daraus kann dann ein Aufschaukeln von Problemen entstehen, in denen sich Eltern und Kinder wie Rivalen gegenüberstehen. Oft wird dann die Schuldfrage gestellt – sie ist jedoch meist nicht zielführend und führt eher zu weiteren Konflikten und Kränkungen. Gehen Sie bitte mit uns gemeinsam davon aus, dass alle Familienmitglieder, auch Sie und Ihr Kind, das »Beste« geben, zumindest das, was im Moment der Auseinandersetzung zur Verfügung steht. Auf dieser Grundannahme basierend lässt sich dann unbefangener und wohlwollender überlegen, was jede Person braucht, damit Konflikte nicht so schnell eskalieren. Ziel ist es also, herauszufinden, wie ein wertschätzender, respektvoller und gleichzeitig haltgebender Umgang (wieder) hergestellt werden kann.

Nun wünschen wir Ihnen viel Erfolg und Freude mit der hoffentlich positiv stimulierenden, angenehm spannenden und erkenntnisreichen Reise durch das Buch und zu sich selbst.

2

Das Drehbuch

Das Drehbuch zum Stück »Immer dieses Theater« ist noch nicht zu Ende geschrieben, aber es gibt schon einige wichtige Rollen und Inhalte, die darin vermutlich berücksichtigt werden müssen. Um nun das Skript weiter auszugestalten und festzulegen, wie es im Folgenden weitergehen kann, brauchen wir Sie! Und wir freuen uns, dass wir Sie ein Stück begleiten dürfen.

Der Blick in den Spiegel

Lassen Sie uns mit einem kleinen Experiment starten. Anlass dieses Buches sind Erziehungsprobleme, die immer wieder auftauchen. Wenn Probleme sich immer wieder wiederholen, lohnt es sich, diese einmal genau unter die Lupe zu nehmen. Wenn man sie dann besser verstanden hat, folgt als nächster Schritt die Überlegung, wie man zukünftig damit umgehen kann, welche Strategien man nutzen könnte. Am Anfang steht also erst einmal das genaue Hinschauen, das Überlegen und Erkunden, wo diese wiederkehrenden Probleme, hier in der Erziehung, herkommen. Zur Erkundung möchten wir gerne die Metapher des Spiegels benutzen.

Zum Ausprobieren

Gehen Sie doch bitte mal kurz ins Bad, halten Sie einen Moment inne und schauen Sie in den Spiegel:

Betrachten Sie nun Ihr Spiegelbild stellen Sie sich die drei folgenden Fragen:

(1) Wo komme ich her, d. h. welche Attribute bzw. Eigenschaften würde ich meiner Familie zuschreiben?
(2) Wer oder was bin ich geworden, d. h. was macht meine Persönlichkeit aus, was sind für mich wichtige Attribute? und
(3) Wohin möchte ich gehen, hier: Wie möchte ich meine Elternrolle samt ihren Aufgaben ausgestalten? Was sollten im Idealfall Ihre Kinder in 20 oder 30 Jahren mal zur Frage 1 aufschreiben?

Schreiben Sie Ihre Gedanken und Einschätzungen bitte stichwortartig hier nieder, benennen Sie dabei nur die wichtigsten bzw. prägnantesten Attribute:

(1) ______________________________

(2) ______________________________

(3) ______________________________

____

Diese und ähnliche Fragen haben es in sich und können einen sehr nachdenklich, manchmal auch demütig werden lassen. Vielleicht kommen auch ganz andere Gefühle auf, die wir später noch mit Ihnen betrachten möchten.

Erkenne dich selbst. Haben Sie schon mal von der Inschrift am Apollotempel von Delphi gehört? Dort stand geschrieben: »Erkenne dich selbst«. Diese Aufforderung möchten wir in diesem Buch als freundliche Anregung aufnehmen und mit schema- und modusgeleiteten Konzepten verknüpfen: Sie werden sehen, wie tiefgreifend die Einsichten und nachhaltig die Schlussfolgerungen sein können, für Sie persönlich und insbesondere für Ihr Selbstverständnis als Mutter oder Vater Ihres Kindes.

Was das Spiegelbild nicht zeigt

Bei diesem Buch handelt es sich nicht um einen klassischen Erziehungsratgeber einschließlich Tipps und Ratschlägen für oder gegen gewisse Erziehungspraktiken. Wir möchten hier vielmehr die persönliche Einladung aussprechen: Erkenne dich selbst, und zwar als elterliche Bezugsperson! Aber, um sich selbst erkennen zu können, oder, einfacher gesagt, besser verstehen zu können, muss ich nicht nur auf mein eigenes Spiegelbild, also die eigenen Lebenserfahrungen, schauen, sondern auch auf die Geschichte und Erfahrungen der eigenen Eltern und vielleicht sogar Großeltern. Deswegen möchten wir dies im Verlauf des Buches tun. Es wird zum Beispiel darum gehen, wie Ihre Eltern und Großeltern ihre Erziehungsrolle verstanden und dann auch umgesetzt haben. So regen wir Sie dazu an, Ihre elterlichen und großelterlichen Bezugspersonen mit ihren persönlichen Attributen (wie in der obigen Übung) zu bewerten und zu überlegen, was das für die Familienatmosphäre von damals bedeutet hat. Dabei werden wir nicht nur problematische, sondern auch positive Eigenschaften dieser Personen beleuchten. Von einem solchen Blickwinkel betrachtet, entwickelt sich häufig ein differenzierteres Bild, und meist kann diese Perspektive dabei helfen, eben diese für Sie wichtigen Menschen emotional klarer und nicht selten auch wohlwollender zu betrachten. Die Blickrichtung ist dabei rückwärtsgerichtet, etwa wie bei einem Schulterblick nach hinten. Dabei werden Ihnen vermutlich auch nicht so angenehme, eventuell auch verstörende Erinnerungen in den Sinn kommen. Auch diese Erlebnisse gehören zu Ihrem Leben und sind Teil Ihrer Erfahrungen bzw. Biografie. Sicherlich war das damals sehr belastend für Sie und wirkt heute vielleicht manchmal noch schmerzlich nach. Noch problematischer können solche negativen Erfahrungen aber dann werden, wenn sie nicht angemessen verarbeitet und eingeordnet werden. Zum Beispiel könnten Menschen, auch als Erwachsene noch, das glauben und fühlen, was sie als Kinder in diesen schlimmen Momenten oft gedacht und gefühlt haben. Und wenn Kinder mit solchen schuld- oder schambesetzten Themen keine hilfreiche Ansprechperson finden, können falsche Schlüsse gezogen werden (z. B. »Ich bin nicht gut genug!«). Solche kindlichen Gedanken und Gefühle, damals wie heute, führen nicht selten dazu, dass diese Schuld- und Schamgefühle sich so verfestigen, dass sie zu Erlebensmustern werden, die dann im Alltag gravierende Auswirkungen auf emotionaler und Verhaltensebene nach sich ziehen können.

Damit nicht genug: Selbst Kindheitserfahrungen der eigenen Eltern und sogar die der Großeltern können für die Entstehung und Aufrechterhaltung von solchen Mustern, bzw. Schemata, in dritter Generation noch eine wichtige Rolle spielen. Wir nennen das dann transgenerationale Weitergabe von Schemata. Dazu später mehr.

2.1 Schemata als persönliche Erlebensmuster

Die Begriffe »Schema« und »Muster« werden in diesem Buch synonym verwendet, wir werden sie an späterer Stelle noch genauer umschreiben. Bis dahin verwenden und verstehen wir sie als ein Erlebensmuster, das aus typischen Gedanken, Emotionen, Erinnerungen und körperlichen Reaktionen besteht, kurzum: ein tiefsitzendes Muster, wie wir uns selbst und die Welt um uns herum wahrnehmen.

Schemata in Aktion. Es wird also im Buch nicht nur um Ihre Muster, sondern auch um vorhandene Muster in Ihrer Herkunftsfamilie gehen. Uns ist wichtig zu betonen, dass Familienmuster nicht per se ein Problem sein müssen. Eigentlich kommen sie mehr oder weniger in allen Familien vor. Haben Sie deshalb keine Scheu oder Sorge, genauer hinzuschauen. Letztlich werden diese im Alltag des Lebens, auch im Erziehungsalltag, ohnehin aktiviert, z. B. in einem aktuellen Konflikt mit Ihrem Kind. Wenn das Kind dann bewusst oder unbewusst ein elterliches negatives Schema aktiviert, kann dieses Schema in einer gegebenen Konfliktsituation sehr mächtig und dominant das Erziehungsverhalten bestimmen oder zumindest beeinflussen. Kinder können aber auch positive Schemata bei ihren Eltern aktivieren: Dann sind Eltern in ihrem Element und gefühlt die besten Eltern der Welt! Auch diese Schemata interessieren uns und es sind eben diese Ressourcen auf Ihrer elterlichen Seite, die wir herausarbeiten und stärken wollen.

Es lohnt sich, hinzuschauen. Es ist ganz normal, dass wir alle diese individuellen positiven und vermutlich auch negativen Muster in uns haben, sei es in leichter, mittlerer oder stärkerer Ausprägung. Das ist ganz menschlich: eben, weil niemand eine perfekte Kindheit hatte und Bedürfnisse nicht immer vollumfänglich erfüllt wurden und weil wir alle von unseren Bezugspersonen (und wiederum von deren Muster) geprägt wurden. Allerdings sind die Kenntnis und das tiefere Verständnis der Muster samt ihrer Herkunft eine wichtige Voraussetzung, um eben solche Muster im Alltag im positiven Fall u. a. für eine gelungene Erziehung zu nutzen und die negativen zu verändern bzw. zu entmachten. Auf dieser Grundlage kann dann eine möglichst von Altlasten befreite, vertrauensvolle, liebevolle und Halt gebende Beziehung zwischen Eltern und Kind entstehen.

2.2 Spurensuche als Herausforderung und Chance

Für manche Eltern ist es kein Problem, auf die eigene Kindheit und die Herkunftsfamilie zu schauen. Anderen wird ganz unwohl dabei, z. B. wenn gravierende Bedürfnisfrustrationen oder Verletzungen aus der eigenen Kindheit bekannt sind und die explizite Erinnerung von Gefühlen wie z. B. Traurigkeit, Scham oder Ärger begleitet ist. Letztlich können nur Sie selbst entscheiden, wie weit Sie hier in diesem Buch mitgehen können und möchten. Falls die Auseinandersetzung mit der eigenen Familie im Moment zu belastend ist, machen Sie gerne eine Pause. Sie können einzelne Kapitel auch probeweise überspringen und nachholen, wenn Sie es doch mal mit dem ein oder anderen Thema probieren möchten. Im letzten Teil des Buches werden flankierende und weitergehende Hilfemöglichkeiten thematisiert, sodass Sie auch in diesem Fall von dem Buch profitieren können.

Wenn es Ihnen gelingt, Kapitel für Kapitel inhaltlich mitzudenken, mitzufühlen und letztlich Ihre Familienmuster zu identifizieren, können Sie noch einmal bewusster überlegen und mit Weitblick entscheiden, welche Sie Ihren Kindern in welcher Form auch immer weitergeben und welche Sie ihnen lieber ersparen möchten. Aus dieser Entscheidung heraus kann dann eine aktive Auseinandersetzung mit den übernommenen und eventuell auch selbst aufgebauten Mustern angegangen werden. Letztlich können Sie so ein neues elterliches Selbstverständnis entwickeln. Das Kind wird es Ihnen danken, nicht nur, weil es Ihnen besser geht und Sie sich mehr gesehen und verstanden fühlen, zuletzt auch, weil Sie zufriedener und gelassener sein werden und die wertvolle Zeit mit Ihren Kindern eine neue Qualität bekommt.

Wir möchten in diesem Buch zunächst typische Herausforderungen im Erziehungsalltag ansprechen und Sie bitten, diese wie durch eine Schablone vor Ihrer aktuellen Familie zu betrachten. Sicherlich werden Sie sich, alleine oder mit Ihrem Partner bzw. Ihrer Partnerin, und Ihr Kind hier und da wiederfinden. Wir möchten Sie ermutigen, genau auf diese Alltagssituationen zu schauen, die Sie persönlich als besonders schwierig empfinden: In der Regel sind es Situationen mit dem Kind, in denen Eltern emotional stark überreagieren (z. B. das Kind anschreien) oder aber stark unterreagieren (z. B. das Kind über längere Zeit ignorieren und mit Liebesentzug reagieren).

Muße zur Selbstreflexion. In jedem Kapitel möchten wir Sie an bestimmten Stellen bitten, einige Momente innezuhalten, das Gelesene zu überdenken und, wenn möglich, emotional auf sich wirken zu lassen. Gönnen Sie sich diese Momente und hinterfragen und durchdringen Sie die jeweiligen Inhalte, z. B. wie die angesprochenen Aspekte zu Ihnen und Ihrer Lebenserfahrung passen. Dafür haben wir einige Übungen zur Selbstreflexion vorbereitet.

Erstellung eines Narrativs. Wie schon oben mit dem Bild des Drehbuchs angedeutet, möchten wir Sie ermutigen, das vorliegende Buch zu Ihrem persönlichen Buch zu machen. Es wird also darum gehen, Ihre eigenen Lebenserfahrungen in ein Narrativ zu integrieren, d.h. eine Erzählung zu entwickeln, die das Aktuelle vor dem Hintergrund des Vergangenen plausibel einrahmt. Eine solche Erzählung wird Sie dann auch auf Ihrem weiteren persönlichen Weg begleiten und helfen, aufbauend auf Ihrer bisherigen Biografie einen hoffnungsvollen und optimistischen Lichtblick für die Zukunft zu erzeugen. Wir wünschen Ihnen von Herzen, dass Sie die kleinen Übungen und Experimente aktiv und gewinnbringend umsetzen können und sich die Zeit nehmen, ausreichend tief in die jeweiligen Themen einzutauchen.

Tipp

Lesen Sie das Buch – sofern keine Überforderungs- oder Überlastungsgefühle auftreten – von Anfang an und gehen dann konsequent ein Kapitel nach dem anderen durch. Halten Sie sich, wenn möglich, an die Reihenfolge der Kapitel. Wenn Sie die Kapitel zu oberflächlich lesen, übersehen Sie möglicherweise manche wichtigen Schritte und kommen dann inhaltlich ins »Stolpern«. Je gründlicher und offener Sie die Übungen beherzigen und emotional zulassen, desto wertvoller und tiefer wird die Auseinandersetzung mit sich selbst.

2.3 Bühne frei!

Nach der oben skizzierten Empfehlung des Zurückblickens auf die eigene Herkunft – ein Thema, das wir in Kapitel 8 mit dem Schemamodell noch vertiefen werden – möchten wir Ihnen zwei weitere Blickrichtungen vorstellen, die uns besonders bedeutsam erscheinen: den Blick nach innen und den Blick nach vorne.

Während der nach innen gerichtete Blick die Aufmerksamkeit auf die eigenen Gefühle, Gedanken und Bedürfnisse lenkt (s. Kap. 9), richtet sich der Blick nach vorne auf die Zukunft – auf Ihre Pläne, Haltungen und Verhaltensweisen innerhalb Ihrer Elternrolle (s. Kap. 10).

Aus diesen drei Perspektiven – dem Blick nach hinten, nach innen und nach vorne – ergibt sich ein zusammenhängender Weg, der Vergangenheit, Gegenwart und Zukunft miteinander verbindet. Sie bilden gewissermaßen drei Wegstrecken, die schließlich in eine gemeinsame Richtung münden.

Nachfolgend werden diese drei Perspektiven noch einmal übersichtlich dargestellt. Mit ihrer Hilfe können Sie Ihr eigenes »Theater-Drehbuch« – Ihr persönliches Lebens- oder Elternschafts-Skript – entwerfen und bewusst gestalten.

Erziehung im Dreiklang: Erinnerung, Selbstreflexion und Zukunft

Das Konzept des Buches entfaltet sich in drei Blickrichtungen – drei Wege, das eigene Leben zu betrachten und zu verstehen. Jede dieser Perspektiven öffnet eine andere Tür: in die Vergangenheit, in das Innere und in die Zukunft.

Der Blick nach hinten

Er führt Sie zurück zu Ihren Anfängen – dorthin, wo alles begann. In die Räume Ihrer Kindheit, zu vertrauten Stimmen und wichtigen Bezugspersonen. Hier liegen die Geschichten, die Sie geprägt haben, die Muster, die Sie bewusst oder unbewusst weitertragen. Der Blick zurück hilft Ihnen, zu verstehen, woher Sie kommen, um zu begreifen, wer Sie heute sind.

Der Blick nach innen

Er richtet sich auf das, was tief in Ihnen lebt. Hier zählt nur der Moment, das Jetzt: Ihre Bedürfnisse, die auftauchen, Ihre Emotionen, die sich spüren, Ihre Gedanken, die sich zu Wort melden. Der Blick nach innen offenbart Klarheit, Tiefgang, manchmal auch eine Konfrontation, die zu schaffen macht. Doch wer diesen Blick wagt, begegnet sich selbst – unverstellt, offen und ehrlich.

Der Blick nach vorne

Er öffnet das Fenster zu Ihrer Zukunft. Was darf sich bei mir, was in meiner Familie, verändern? Welche Wege Sie gehen, welche Ziele Sie anstreben und welche Chancen Sie nutzen möchten, all dies sind Fragen, die noch offen sind. Der Blick nach vorn ist der hoffnungsvollste – er trägt die Möglichkeit in sich, das Leben für sich und Ihre Familie neu zu gestalten. Er lädt dazu ein, den eigenen Kompass zu justieren, sich von altem Belastendem zu lösen und mit Herz und Verstand in eine neue Zeit aufzubrechen.

Fazit

Rückschau, Selbstbegegnung und Aufbruch verbinden sich zu einem gemeinsamen Weg, der durch Empathie und Liebe getragen sowie durch Struktur und Klarheit gestützt wird. Eine Einladung zur Selbstfürsorge, zur inneren Ordnung und zu jener wertschätzenden Grundhaltung, die den Beginn echter und nachhaltiger Veränderung markiert.

Mit Blick auf unsere Theater-Metapher ist nun zu klären, was am Ende dieser Perspektiven und ihren Bedeutungen für Sie als Eltern übrigbleibt. Es ist eine ganze Menge, denn Sie sind in mehrfacher Hinsicht gefordert, sich voll und ganz einzubringen, und haben dabei die Chance, in folgender Art und Weise gestaltend tätig zu werden:

- als Drehbuchautor:in – das betrifft das inhaltliche Skript
- als Regisseur:in – das umfasst die Art und Weise der Umsetzung – und
- als Schauspieler:in – also als handelnde Person in der Interaktion mit dem Kind bzw. in der Familie.

Wir möchten Sie für dieses spannende und lohnende »Damals-Heute-Morgen«-Projekt begeistern: Sie als Eltern sind ein Dreh- und Angelpunkt für Ihr Kind und Fundament zugleich, auf dem das Lernen fürs Leben erst möglich wird. Die »Bühne« wird nun bald Ihnen gehören, nehmen Sie es in die eigenen Hände, wie Ihr ganz persönliches Familiendrehbuch sich entwickeln wird. Wir möchten Sie mit diesem Buch dabei begleiten.

»Hören Sie auf, Ihre Kinder zu erziehen: Die machen Ihnen sowieso alles nach!«

Kennen Sie diesen Ausspruch? Wir finden, es lohnt sich, drüber nachzudenken. Dieser Ausspruch hat eine zweideutige Botschaft: Wenn Sie als Eltern z. B. im Streit die Nerven verlieren und das Kind anschreien, wird das Kind mit hoher Wahrscheinlichkeit im Konflikt mit Ihnen oder anderen Menschen auch mit Schreien reagieren, auch wenn Sie ihm erklärt haben, dass es das nicht tun soll. Sie sind das lebendige Modell und folglich machen Ihnen die Kinder das einfach nach. So weit, so gut. Der Ausspruch beinhaltet aber auch eine positive Seite: Wenn Sie mit Ihrem Kind zusammen lernen, z. B. mit intensiven Gefühlen umzugehen, lernt auch hier Ihr Kind von Ihnen, nur dieses Mal sind Sie das positive Modell und Ihr Kind wird später in einer ähnlichen schwierigen Situation denken: Ich mach es jetzt wie meine Mutter / mein Vater, im besten Sinne.

Schatzkiste für Kinder. Was gibt es Schöneres für ein Kind, als wenn es nicht nur in Erklärungen, sondern ganz praktisch und im wirklichen Leben bezeugen kann, wie Erwachsene, insbesondere die eigene Mutter oder der eigene Vater, mit ihren Gefühlen ringen, sich besinnen und letztlich einen guten Weg finden, die emotionale Situation auf gesunde Art und Weise zu einer guten Lösung zu führen. Besonders hilfreich ist es für das Kind, wenn es in einem nicht zu fernen, ruhigen Moment ein eigenes Problem nochmals mit der Mutter bzw. dem Vater nachbesprechen kann. Auch wenn Sie sich als Eltern vielleicht manchmal rat- und hilflos in der Erziehung fühlen, können Sie mit Ihrem Kind neue Wege entwickeln und gemeinsam gehen. Diese Wege sind dann nicht nur für Sie weniger steinig und leichter zu gehen, sondern auch für Ihr Kind. Aus Sicht des Kindes ist es ein großer »Schatz«, die eigene Mutter bzw. den eigenen Vater wie ein Fels in der Brandung zu wissen und sie als ebenso fürsorglich wie auch souverän und haltgebend zu erleben. Letztlich stellt die Erfahrung solcher Modelle einen Schutzfaktor im weiteren Leben dar und erhöht die Wahrscheinlichkeit für eine gesunde psychische Entwicklung, was weit über die Kindheit und Jugend hinausgeht, z. B. wenn die Kinder selbst Eltern werden und Sie als positives Modell verinnerlicht haben (*Ich mache es so, wie es meine Mutter oder mein Vater immer mit mir gemacht hat*). Wir sprechen in einem solchen Fall von einer transgenerationalen Weitergabe von Erziehungshaltungen und im weiteren Sinne von Schemata, in letztgenanntem Falle von positiven Schemata (z. B. *Elterliche Kompetenz & Fürsorge*). Es lohnt sich also, dranzubleiben und das Beste aus Ihren eigenen Möglichkeiten zu machen, selbst wenn Ihre eigenen Kindheitserfahrungen diesbezüglich eher ungünstig waren. Das kommt Ihnen persönlich zugute und auch Ihre Kinder sowie – transgenerational betrachtet – auch Enkelkinder und so weiter profitieren davon. Wichtig ist dafür, dass Ihre Kinder Sie oft genug als Modell beobachten und somit diese gemeinsamen, positiven Erlebnisse mit Ihnen verinnerlichen können.

3

Szenen aus dem Familienleben

3.1 Kleine und große Alltagsdramen

Starten wir also mit der Arbeit am Skript. Schauen wir uns zuerst ein paar typische Herausforderungen an: Nachfolgend finden Sie klassische Familiensituationen, die Eltern nachvollziehbarerweise emotional aufwühlen können und nicht selten zu einem verwunderten Kopfschütteln Anlass geben. Vielleicht haben Sie die eine oder andere in der folgenden Übung beschriebene Situation auch schon erlebt. Wenn ja, wie oft kommen Sie vor und wie geht es Ihnen dabei?

Zum Ausprobieren

Genau hinschauen – Problemsituationen erkunden

Bitte überlegen Sie, wie häufig die beschriebenen Situationen bei Ihnen in der Familie auftreten und wie schlimm sie in dem Moment des Auftretens für Sie sind. Bitte ergänzen Sie gerne weitere Situationen in die noch leeren Felder, besonders wenn sie für Sie persönlich ein Problem im Erziehungsalltag darstellen.

Skalierung für die Häufigkeit (1–4): 1 = fast immer, 2 = oft, 3 = selten, 4 = nie

Skalierung für Ihr Gefühl der Belastung (0–100):
0 = kein Problem bis 100 = sehr schlimm, ich explodiere oder muss flüchten

Situation	**Häufigkeit 1–4**	**Belastung 0–100**
Sie haben Ihr Kind gerade zum dritten Mal in kurzer Zeit darauf aufmerksam gemacht, dass die vereinbarte Zeit (z. B. Smartphone-Zeit, Spielzeit) überschritten ist. Ihr Kind scheint das zu ignorieren.		
Ihr Kind weiß genau, dass die Spiel- und Schulsachen nichts im Wohnzimmer zu suchen haben. Trotzdem hält das Kind diese Regel einfach nicht ein.		
Ihr Kind scheint zum wiederholten Male mit dem falschen Bein aufgestanden zu sein: Es kommt missmutig an den Frühstückstisch und wirkt deutlich angespannt.		
Ihr Partner bzw. Ihre Partnerin kritisiert Sie mit Ihrer Erziehungsmaßnahme vor dem Kind und Sie haben den Eindruck, Ihr Kind verliert mehr und mehr den Respekt vor Ihnen.		
Ihre eigenen Eltern erzählen Ihrem Kind, was Sie als Kind alles angestellt haben. Ihre Eltern lassen Sie in einem schlechten Licht stehen und beschämen Sie.		
Ihr Kind muss immer das letzte Wort haben. Es zeigt sich Ihnen gegenüber trotzig, demonstrativ überlegen und gibt Ihnen zu verstehen, dass Sie ihm »zu gehorchen« haben.		
Ihr Kind stellt fortwährend die »Warum«-Frage; jede Aufforderung wird hinterfragt, verbunden mit der Erwartung, eine detaillierte Begründung von Ihnen zu erhalten.		

Überlegen Sie nun bitte mit Blick auf Häufigkeit und Belastungsgrad der oben genannten Situationen: Welches ist für Sie das größte Problem, d. h. es besteht auch ein subjektiv hoher Belastungsgrad auf Ihrer Seite? Markieren Sie es bitte in der Tabelle und schreiben Sie nachfolgend auf, wie Sie sich in dem Moment, wenn das Problem auftritt, fühlen (z. B. Traurigkeit, Ärger, Ohnmacht, Schuld etc.). Bitte schreiben Sie es stichpunktartig in die freien Zeilen und fügen Sie für Ihre Gefühle zusätzlich in Klammern den Belastungsgrad hinzu (z. B. Ich empfinde Traurigkeit (20), Ärger (50) und Ohnmacht (90) – Skalierung siehe oben).

Das Problem, das Sie oben als »fast immer« oder zumindest »häufig« und als subjektive Belastung über 50 oder mehr markiert haben, könnte im weiteren Verlauf der Ausgangspunkt tiefergehender Überlegungen sein. In der Regel ist das kindliche Verhalten (z. B. Angst, Ärger, Trauer) dann auch Auslöser für die starke emotionale Reaktion auf Seiten der Eltern. Bitte überlegen Sie, ob Sie dieses o. g. Problemverhalten des Kindes (Auslöser) und die Auswirkungen auf Ihre Gefühlslage fortan genauer mit uns betrachten wollen. Wenn Sie sich festgelegt haben, tragen Sie das zu betrachtende Problem hier ein:

Später wird es darum gehen, genauer verstehen, warum eben diese Situation Sie so sehr emotional herausfordert. Und wir werden eben diese Situation, die Sie als mindestens häufig und relativ stark belastend eingestuft haben, fortan als »Auslöser« oder »Trigger« bezeichnen.

Doch bevor wir an dem oben genannten Problem (Trigger) weiterarbeiten, ist es wichtig, einen Perspektivwechsel auf Ihr Kind vorzunehmen. Deshalb bitten wir Sie nun, sich Zeit zu nehmen, um über schöne Momente mit Ihrem Kind nachzudenken.

3.2 Schöne Momente mit dem Kind

Wir sind uns dessen bewusst, dass in vielen Familien schon lange gravierende Probleme in der Erziehung bestehen und dass diese zu einer großen Belastung der Eltern-Kind-Beziehung führen können. Dennoch möchten wir Sie jetzt einladen, die problematische Brille bewusst abzuziehen und an angenehme, herzliche, vielleicht auch lustige Momente mit Ihrem Kind zu denken. Gerade in herausfordernden Zeiten kann es sehr hilfreich sein, sich kleine Inseln des Glücks zu schaffen und für gelingende Momente im Familienleben offen zu bleiben. Jedes geteilte Lächeln, jede Geste der Nähe oder ein liebevolles Wort können dann Balsam sein – für Sie und Ihr Kind. Diese wertvollen Erinnerungen können auch dazu beitragen, eine stabile Grundlage zu schaffen, auf die Sie in stürmischen Phasen (z. B. im Streit) zurückgreifen können. Sie können damit dem Kind signalisieren, dass trotz aller Schwierigkeiten auch Freude, Verbundenheit und Zuversicht Teil Ihrer Beziehung sind. Wollen Sie es mal versuchen?

Zum Ausprobieren

Was genau löst das schöne Gefühl aus?

Bitte ergänzen Sie in der Tabelle, welche positiven Gefühle bei Ihnen in diesen Momenten mit Ihrem Kind entstehen, und geben Sie ein Beispiel an, wie Ihr Kind diese angenehmen Gefühle in Ihnen aktivieren kann.

Positive Gefühle	Beispielsituation (Welches Verhalten mögen Sie an Ihrem Kind?)
Zufriedenheit und Glück	
Anerkennung und Stolz	
Positive Überraschung	

Wie fühlt sich das an?
Hoffentlich schwingen bei Ihnen durch das Benennen und Aufschreiben beglückender Situationen auch ein wenig positive Gefühle im Hier und Jetzt mit. Bitte genießen Sie die Gefühle, die über die Erinnerung in Ihnen entstehen. Vielleicht können Sie sich – wenn möglich – auch mit Ihrem Kind darüber austauschen und die Freude bzw. das angenehme Gefühl mit ihm teilen? Wenn das Kind dafür nicht erreichbar ist (aus welchen Gründen auch immer), wäre auf jeden Fall hilfreich, wenn Sie diese Gefühle nicht nur für sich behalten, sondern dann mit anderen Menschen teilen. Im Idealfall teilen Sie es mit Ihrem Kind und zusätzlich mit anderen Bezugspersonen. Diese Erfahrungen und Gefühle gehören zu Ihnen und Ihrem Kind und dürfen nicht vergessen werden, wenn wir uns später den schwierigen Momenten zuwenden.

Bitte schreiben Sie nachfolgend auf, mit wem Sie Ihre Erinnerung geteilt haben und wie es Ihnen dabei ergangen ist. Wie hat Ihr Kind bzw. Gesprächspartner reagiert und wie ging es Ihnen mit der Reaktion des Gegenübers?

Kind

Andere Bezugsperson

Solche schönen Momente und die Erinnerung daran können eine Kraftquelle sein. Nehmen Sie sich zwischendurch die Zeit und lesen Sie diese Notizen nochmals durch – oder schreiben Sie regelmäßig neue schöne Momente auf.

3.3 Wenn alles zu viel wird und die Nerven blank liegen

Sie haben nun Ihr Kind mit vielen positiven, aber eben auch schwierigen Eigenschaften bzw. Verhaltensweisen gut beschrieben. Beide Sichtweisen treffen auf Ihr Kind zu und entsprechen der Realität. Es stellt sich dennoch die Frage, wie Sie nun im Alltag umgehen können mit den herausfordernden Momenten. Besonders wenn die belastenden Situationen einschließlich aufkommender bedrückender Gefühle immer wieder auftreten und vielleicht noch gefühlt oder tatsächlich an Intensität zunehmen? Viele Eltern fühlen sich dann hilflos und ihren Kindern »ausgeliefert«, es überkommt sie ein Gefühl von elterlicher Inkompetenz oder sogar Schuldgefühlen, als Mutter oder Vater das Kind nicht »richtig erziehen« zu können – vor allem, wenn in anderen Familien vieles scheinbar einfach »rundläuft«. Kennen Sie solche oder ähnliche Gedanken?

Verletzungen, die im Streit entstehen. Wenn solche Gedanken und in der Folge auch Hilflosigkeits- und Ohnmachtsgefühle entstehen und zermürbende Auseinandersetzungen mit dem Kind anhalten und eventuell noch heftiger werden, kommt es leider auch zu stark verletzenden Äußerungen und Handlungen, in der Regel auf beiden Seiten! Solche Äußerungen und Handlungen sind dann nicht so ohne Weiteres wieder umkehrbar: Sie sind ja dann schon ausgesprochen und ausgeführt. Oft denken dann sowohl die Eltern als auch die Kinder im Nachgang eines Streites noch mit Schuld- und Schamgefühlen darüber nach (z. B. »*Was habe ich nur gesagt/getan!*«)

Beispiel

Im Streit sagt das Kind zur Mutter oder zum Vater: »Du bist nur am Meckern, nichts kann man dir recht machen. Ich hasse dich!« Solche oder ähnliche Äußerungen gehen einer Mutter oder einem Vater natürlich nahe, auch dann noch, wenn der Streit, in dem dies gesagt wurde, schon lange beendet ist. Trotzdem tun sie noch ein bisschen weh, besonders wenn das Gesagte nicht nachbesprochen und korrigiert wurde. (Nein, Mama / Papa, ich hasse dich nicht, ganz im Gegenteil, ich war nur so wütend, weil ... Es tut mir leid. Entschuldige bitte!).

Aber auch Eltern sagen manchmal Dinge, die sie später bereuen: »*Du mit deinem Verhalten, du machst uns so unglücklich, wir alle in der Familie wären ohne dich besser dran!*« Krasses Beispiel? Vielleicht, und Sie haben recht, wenn Sie der Überzeugung sind, dass sich kein Kind oder Elternteil so verhalten darf, aber die Realität zeigt, dass es dennoch passieren kann.

Was am Ende des Erziehungstages für Eltern übrig bleibt, ist nicht selten eine allgemeine Erschöpfung (*Ich kann nicht mehr!*) sowie Rat- und Hilflosigkeit (*Ich weiß nicht mehr, was ich tun soll!*), eventuell auch flankiert von Gedanken oder Verhaltensweisen wie diesen:

- Selbstanklage: »Ich bin wirklich eine schlechte Mutter / schlechter Vater, … kein Wunder, dass mein Kind so fordernd und traurig, ängstlich oder rebellisch ist.«
- Bagatellisierung: »Eigentlich ist das Verhalten doch gar nicht so schlimm, andere Kinder sind noch viel schlimmer.«
- Harsches Disziplinierungsverhalten: »Du parierst jetzt, sonst setzt es was! Haben wir uns verstanden?!«

Auch wenn diese Reaktionen der Selbstanklage, Bagatellisierung und harschen Disziplinierung im ersten Moment nachvollziehbar erscheinen und verständlich sind, können sie natürlich auch wieder zu negativen Gegenreaktionen auf Seiten des Kindes führen. Nicht selten kommt es zum Aufschaukeln von heftigen emotionalen Reaktionen und Aussagen bzw. Handlungen, die gut mit dem nachfolgenden Teufelskreis in der Erziehung verdeutlicht werden.

Teufelskreis in der Erziehung

Kennen Sie das? Eigentlich wollten Sie Ihrem Kind nur kurz helfen, etwas Wichtiges zu erledigen oder Hilfreiches zu erlernen, das Problem ist aber: Das Kind möchte in diesem Moment keine Hilfe von Ihnen und scheint auch nichts Hilfreiches lernen zu wollen. Ob es nun die Geduld mit der kleinen Schwester ist oder das Durchhaltevermögen bei den Hausaufgaben, der Abbau von Ängsten, in der Schule ein Projekt zu präsentieren, oder die Kompetenz, die kostbare Freizeit sinnvoller als mit dem Smartphone zu nutzen, oder allgemeine Enttäuschungen und Frustrationen in angemessene Worte zu bringen, oder, oder, oder. So sinnvoll das auch alles sein mag, in diesem Moment, in dem Sie als Eltern bereit sind, zu unterstützen, passt es nicht für Ihr Kind und es reagiert abweisend, genervt oder vielleicht auch aggressiv. Aus dem Angebot wird dann vielleicht eine Aufforderung: »Du machst das jetzt!« Manche Eltern probieren auch andere Strategien aus: Freundliche Bitten – z. T. mit Engelszungen vorgetragen – funktionieren manchmal, aber meist nur für eine Zeit lang, der gewünschte Effekt kann schnell wieder nachlassen und Kinder gehen wieder in den Widerstand und ignorieren die Aufforderung. In anderen Momenten lassen Eltern sich auf eine inhaltliche Diskussion ein, z. B. wenn die elterliche Antwort auf die »Warum«-Frage des Kindes nicht überzeugend genug erscheint. Das Diskutieren fördert zwar – zumindest ist das die Hoffnung der Eltern – die sprachlichen Fähigkeiten (Eloquenz) des Kindes, aber eben auch die Diskutierfreude und Inakzeptanz bei allgemeinen Regeln in der Familie. Dies kann dann für Eltern überaus anstrengend werden. Nicht selten finden solche Diskussionen zwischen Tür und Angel statt. Eltern reagieren dann genervt oder aggressiv (schreiend: »Jetzt ist aber Schluss!«), was denkbar schlecht ist, denn im Sinne des Modelllernens wird das Kind an anderer Stelle ebenfalls mit aggressivem Verhalten reagieren. Eine andere Reaktion der Eltern könnte auch Resignation sein: »Ach mach doch, was du willst!« Dieser ärgerlich-frustrierte Rückzug der Eltern hat auch Nachteile: Das Kind lernt quasi: Lass sie reden, irgendwann geben sie auf. Die Glaubwürdigkeit von elterlichen Aufforderungen leidet massiv und das Kind wird mehr und mehr in Ungehorsam »trainiert«. Die Folge ist: Sowohl das Kind als auch die Eltern sind nur noch genervt voneinander und wenden sich voneinander ab.

Ein solcher Teufelskreis passiert sicherlich in jeder Familie manchmal, aber wenn solche Teufelskreis-Situationen häufiger auftreten, kann schnell eine Abwärtsspirale entstehen, in der dann mit jeder Schleife die Eltern-Kind-Beziehung zunehmend Schaden nimmt. Folge: Je schlechter die Beziehung zum Kind, desto größer ist der Widerstand des Kindes, und je größer der Widerstand des Kindes ist, desto stärker werden die Hilflosigkeits- und Ohnmachtsgefühle der Eltern. Aus solchen Kreisen kommen dann Eltern und Kinder nicht so leicht heraus.

Eltern nehmen sich dann zu oft als Mahner und potenzielle Bestrafer wahr: »Das Kind hört nur, wenn ihm schon eine Bestrafung vor Augen geführt wird.« Allein schon das ständige Androhen von negativen Konsequenzen macht das Familienleben alles andere als angenehm.

Wenn jetzt noch weitere Personen, wie z. B. die Lehrerin oder Großeltern, sich über das Verhalten des Kindes beklagen, wird schnell klar, dass die bisherigen Strategien nicht hilfreich sind. Zwar sind inhaltliche Diskussionen über Grenzen oder Regeln in bestimmten Gegebenheiten sinnvoll (z. B. bei der Durchführung eines Familienrates), für den allgemeinen Alltag sind solche Diskussionen aber nicht geeignet oder sogar schädlich, weil das Kind eine solche Regeldiskussion als Möglichkeit und Angebot verstehen könnte, noch einen Kompromiss auszuhandeln oder sogar die Aufforderung der Eltern rückgängig zu machen. Dem ist in der Regel nicht so, und wenn doch, wäre zu überlegen, warum die Aufforderung an erster Stelle überhaupt formuliert wurde.

Kopf hoch. Wir möchten Ihnen in diesem Buch helfen, solche Eskalationen rechtzeitig zu erkennen und gut vorbereitet einen klugen Ausgang aus solchen

Teufelskreisen zu finden. Wir halten dafür drei Dinge auf Ihrer Seite für notwendig: Offenheit, Achtsamkeit und Nachsicht. Der folgende Kasten skizziert, was wir damit meinen und warum wir gerade diese drei Dinge für erforderlich halten.

Drei Haltungen, um voranzukommen

Dass Probleme manchmal überhandnehmen und Eltern hilflos und ratlos sind, haben wir nun ausreichend thematisiert. Aber was sind grundsätzliche Voraussetzungen, um die Probleme im Erziehungsalltag in den Griff zu bekommen? Aller guten Dinge sind drei: Offenheit, Achtsamkeit und Nachsicht.

Offenheit

Wir wissen nur zu gut: Allein der Gedanke an eine wiederkehrende und belastende Situation ist oft schon bedrückend, entmutigend und manchmal auch beschämend: An Rat- und Hilflosigkeit möchte man sich eigentlich nicht erinnern und auch nicht unbedingt anderen Personen davon erzählen. Aber ... dieses Buch, das Sie gerade in Ihren Händen halten, ist ja nur für Sie geschrieben und sollte auch nur von Ihnen persönlich mit Ihren eigenen Gedanken und Erfahrungen ergänzt werden. Selbstverständlich können Sie die Inhalte mit Ihnen gut vertrauten Menschen teilen, das kann stellenweise sogar guttun. Vermutlich werden Sie sich jedoch gründlich überlegen, wem Sie hier Einblicke gewähren oder wem Sie das Buch evtl. auch empfehlen. Insofern dürfen Sie maximal offen sein – in der Reflexion, beim Ausprobieren und schließlich beim Füllen der leeren Zeilen, die Sie in diesem Buch vorfinden. Diese Offenheit sich selbst gegenüber wird Sie am besten voranbringen beim Verstehen der Erziehungsprobleme, der zugrunde liegenden Muster und beim Erkunden neuer Strategien.

Achtsamkeit

Wenn Sie es schaffen, maximal ehrlich und offen mit sich zu sein, kann es bei manchen Erinnerungen auch zu Gefühlen wie Trauer, Angst, Scham und / oder Wut kommen. Diese Gefühle sind normal, vielleicht fühlen sie sich nicht gut an, aber gehen Sie davon aus, dass sie folgerichtig sind. Aus unserer Sicht ist es wichtig, sie achtsam wahrzunehmen und zu benennen. Wenn Sie achtsam wahrnehmen, können Sie Ihre eigenen Bedürfnisse besser erkennen und daraus ableitend auch Ihre Belastungsgrenze abstecken. So kommen Sie Schritt für Schritt auch tiefer an die Wurzeln Ihrer Gefühle bzw. Schemata heran und können wichtige Zusammenhänge besser verstehen. Dieses tiefere Verständnis hilft Ihnen dann, schwierige Situationen zu meistern.

Nachsicht

Wir möchten Ihnen sehr ans Herz legen, nicht zu kritisch oder streng mit sich zu sein. Tatsache ist, dass Kinder ihre Eltern im Erziehungsalltag ständig auf die Probe stellen und ihnen kaum eine Verschnaufpause lassen: Schnell wollen sie wieder dieses oder jenes und scheinen hartnäckiger denn je in ihren Wünschen und Forderungen: »Mama, darf ich ein Eis haben. Bitte! Papa, darf ich noch etwas mit der Play Station spielen! Komm, du spielst doch auch gerne!« Diese Situationen kennen alle Eltern und sie sind z. T. sehr anstrengend, besonders wenn Kinder hier sehr energetisch immer wieder neue Anfragen an Sie stellen. Gönnen Sie sich eine Pause, verschieben Sie Antworten auf die Anfragen auf später (da muss ich noch drüber nachdenken) und seien Sie mit sich nachsichtig. Elternsein ist eine der schwierigsten und herausforderndsten Aufgaben überhaupt! Eltern sind jedoch auch »nur« normale Menschen mit Gefühlen und Bedürfnissen.

Sind Sie bereit für eine neue Erinnerungsaufgabe? Wenn nein, pausieren Sie ein bisschen und lassen sich die drei Punkte der Offenheit, Achtsamkeit und Nachsicht nochmal durch den Kopf gehen. Wenn ja, möchten wir Sie bitten, zu überlegen, was Ihnen im Eifer des Gefechts (z. B. in einer heftigen Auseinandersetzung mit Ihrem Kind) schon alles passiert ist.

Was ist das Schlimmste, das Sie jemals zu Ihrem Kind gesagt haben oder wie Sie sich verhalten haben, und was ist dem auf Seiten des Kindes vorausgegangen? (Stichworte genügen)

Hinweis. Bitte lesen Sie erst weiter, wenn Sie ein Beispiel gefunden haben und es kurz in die Zeilen oben hineingeschrieben haben. Ergänzen Sie am Ende den Ort und ungefähren Zeitpunkt (z. B. Kinderzimmer, Nachmittag, Hausaufgabensituation).

Eine Pause gefällig, vielleicht eine Tasse Tee oder ein Kaltgetränk?

Wie geht es Ihnen im Moment mit dieser Erinnerung?

Danke an dieser Stelle für Ihre Offenheit, Achtsamkeit und Nachsicht mit sich selbst.

Wir haben nun schon mal ein Problemfeld abgesteckt bzw. skizziert, um das es im weiteren Verlauf des Buches dann noch gehen kann. Bevor wir aber dort hinkommen, möchten wir Sie noch mit allgemeinen Informationen betraut machen, die für den Erziehungsalltag und für die Beziehung in Ihrer Familie wichtig sind.

Lassen Sie uns gemeinsam mit Fragen zum Erziehungsstil beginnen.

4

Erziehen mit Wirkung

In der schematherapeutischen Konzeption gehen wir davon aus, dass alle Menschen und insbesondere Kinder existenzielle und emotionale Grundbedürfnisse haben. Damit diese Grundbedürfnisse angemessen befriedigt werden, brauchen Kinder elterliche Bezugspersonen, die ihnen dabei helfen, das zu bekommen, was sie für eine gesunde Entwicklung brauchen. In der Folge stellt sich die Frage, was brauchen eigentlich die Eltern ihrerseits, damit sie die Bedürfnisse der Kinder erkennen und angemessen erfüllen können?

Die vorläufige Antwort lässt sich zunächst auf zwei Faktoren reduzieren: Erstens benötigen Eltern »feine Antennen«, um die Signale ihrer Kinder zu verstehen (d. h. Feinfühligkeit), und zweitens die Fähigkeit, sie sowohl mit Fürsorge als auch Anleitung im Alltag zu unterstützen. Die Frage zur Notwendigkeit von Fürsorge und Anleitung wird gut mit dem Konzept des Erziehungsstils abgebildet. Aus diesem Bereich möchten wir Sie mit dem Modell von Baumrind (1971) bekannt machen, das vier Erziehungsstile beschreibt.

4.1 Erziehungsstile und ihre Auswirkungen

Zur schematherapeutischen Grundannahme, dass Kinder sowohl Fürsorge als auch Anleitung brauchen, passt ein wissenschaftlich gut untersuchtes Modell, das unterschiedliche Erziehungsstile definiert und in seinen Auswirkungen auf

Kinder untersucht hat. In diesem Modell, das von der amerikanischen Forscherin zur Entwicklungspsychologie Diana Baumrind entwickelt wurde, werden vier Erziehungsstile unterschieden. Diese lassen sich auf zwei Dimensionen einordnen (s. Abb. 1):

(1) Responsivität der Eltern. Die 1. Dimension bezeichnet Baumrind als Responsivität der Eltern (»R«), sie ist ganz im Sinne von Fürsorge zu verstehen.

(2) Lenkung des Kindes. Die 2. Dimension bildet die Lenkung des Kindes (»L«), die im Sinne von Anleitung des Kindes gemeint ist.

Die jeweilige Ausprägung der beiden Faktoren »+« für viel und »–« für wenig erzeugt in vereinfachter Form vier Felder. In diesen finden wir demzufolge die Erziehungsstile

- *vernachlässigender Stil:* R–, L–, d. h., wenig Responsivität (Fürsorge) und wenig Lenkung (Anleitung),
- *gewährender Stil:* R+, L–, also hohe Responsivität, aber wenig Lenkung,
- *autoritärer Stil:* R–, L+, d. h., wenig Responsivität und viel Lenkung, und den sogenannten
- *autoritativen Stil:* R+, L+, mit hoher Responsivität und auch einem hohen Ausmaß an Lenkung.

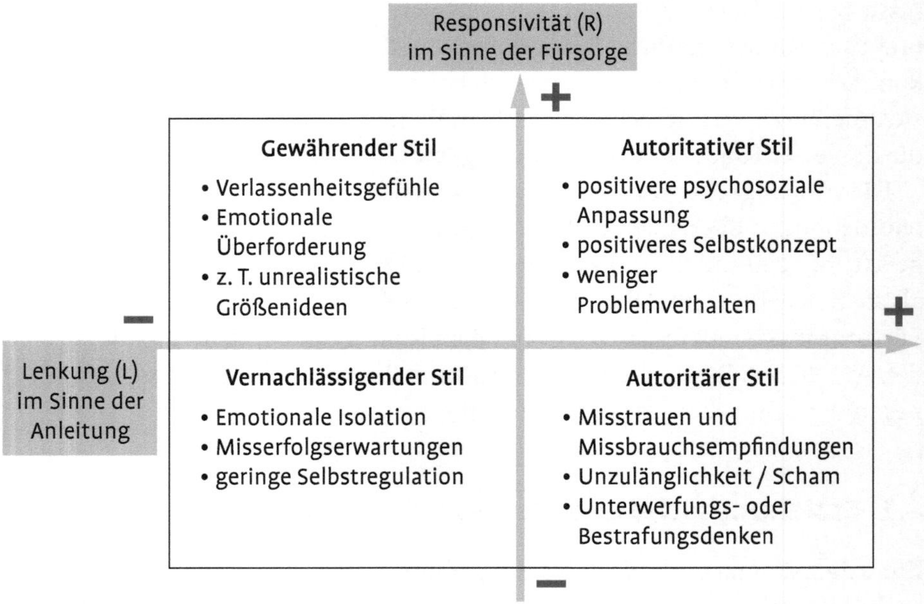

Abbildung 1 Erziehungsstile und Folgen bzw. Risiken für die Entwicklung des Kindes

Was hat es nun mit diesen Erziehungsstilen auf sich und was sind tendenziell betrachtet die Konsequenzen für die Entwicklung der Kinder?

4.2 Die Erziehungsstile im Fokus

Autoritativer Erziehungsstil. Dieser Erziehungsstil, in dem Kinder viel Fürsorge und Anleitung erfahren, führt wissenschaftlich nachweislich zu positiverer psychosozialer Anpassung, besseren Schulleistungen, einem positiveren Selbstkonzept und weniger Problemverhalten. Dieser Erziehungsstil gilt als Schutzfaktor für die Entwicklung von Kindern und deren psychische und physische Gesundheit.

Gewährender, vernachlässigender und autoritärer Erziehungsstil. Was genau die anderen drei Erziehungsstile auf der kindlichen Seite für Folgen haben, ist wissenschaftlich unseres Wissens noch nicht gänzlich untersucht. Allerdings kann aus der Forschung zur Widerstandsfähigkeit bzw. Resilienz von Menschen sowie auch der schematherapeutischen Fachliteratur abgeleitet werden, dass ein vernachlässigender Erziehungsstil (wenig Fürsorge, wenig Lenkung) ein Risikofaktor für die Entwicklung von maladaptiven Schemata wie z. B. emotionale Isolation, hohe Misserfolgserwartung und geringe Selbstregulation darstellt, und analog dazu der gewährende Stil (viel Fürsorge, wenig Lenkung) Verlassenheitsgefühle, emotionale Überforderung, z. T. mit unrealistischen Größenideen begünstigt, und zu guter Letzt, dass der autoritäre Stil (wenig Fürsorge, viel Lenkung) eine Grundhaltung von Misstrauen, Missbrauchsempfindungen mit Unzulänglichkeit / Scham und z. T. ausgeprägtem Unterwerfungs- und Bestrafungsdenken fördert. Was maladaptive Schemata genau sind, erfahren Sie in den folgenden Kapiteln.

Wie ist es in Ihrer Familie? Gibt es einen vorherrschenden Erziehungsstil? Schauen Sie einmal insgesamt auf Ihre Erziehungshaltung und wie Sie diese umsetzen und tragen Sie in die Tabelle den Erziehungsstil ein, dem Sie sich am ehesten zuordnen – egal, ob dieser Stil Ihnen gefällt oder nicht.

Bitte überlegen Sie als Nächstes, welchen der vier genannten Erziehungsstile Sie rückblickend Ihren Eltern zuordnen würden. Beziehen Sie sich bitte auf die Zeit, als Sie so alt waren, wie Ihr Kind jetzt ist. Manchmal spielt für die Wahl des eigenen Erziehungsstils auch der des Partners bzw. der Partnerin eine Rolle. Bitte tragen Sie die Erziehungsstile der genannten Personen auch in die Tabelle ein: Finden Sie Parallelen bzw. Ähnlichkeiten im Stil? Manchmal können auch starke Gegensätze auftreten (z. B. autoritärer vs. gewährender Stil). Gibt es eventuell hier einen

Zusammenhang oder zumindest einen Einfluss für die Entstehung Ihres eigenen Stils, Kinder zu erziehen?

Ihr eigener Erziehungsstil	**Mütterlicher Erziehungsstil**	**Väterlicher Erziehungsstil**
	Erziehungsstil des Partners / der Partnerin	

Möchten Sie ein paar Stichworte dazu aufschreiben?

Wenn Sie die oben genannten Fragen durchdacht haben, benennen Sie bitte konkret: Wer hat Sie bei der Wahl Ihres Erziehungsstils am meisten beeinflusst und wodurch hat diese Person Sie beeinflusst?

4.3 Vom Streit zur Versöhnung

Wenn elterliche Bezugspersonen starke Unterschiede in ihren Erziehungsstilen aufweisen, entsteht häufig Streit, z. B. über angemessene, zielführende Reaktionen der Eltern auf das Fehlverhalten des Kindes. Solche Konflikte können – besonders wenn sie häufig auftreten – sehr belastend sein, nicht nur für die Eltern, sondern vor allem auch für die Kinder. In vielen Studien, die Risikofaktoren bei Kindern untersucht haben, zeigte sich, dass familiäre Disharmonie und anhaltende Unstimmigkeit mittel- und langfristig psychische Auffälligkeiten bei Kindern begünstigen können.

Aber auch ein oft wiederkehrender, zermürbender Streit zwischen Eltern und Kind hat seine Folgen. Auch wenn Kinder im akuten Streitfall mit der Mutter oder dem Vater oft auf »trotzig« oder »gleichgültig« schalten, erscheint es im ersten Moment so zu sein, dass der größere Leidensdruck bei den Eltern liegt, z. B. wenn die Kinder nur noch auf das Smartphone schauen und in der Sache ausweichen oder in Ruhe gelassen werden wollen. Oft entsteht bei den Eltern

- Ratlosigkeit: »Wieso kriegen wir das mit unseren Kindern nicht hin?«,
- Frustrationen: »Man kann es ihnen auch nicht recht machen!«, und manchmal auch
- Schuld- sowie Schamgefühle: »Liegt es an uns, sind wir einfach schlechte Eltern, die es einfach nicht hinkriegen, Kinder zu erziehen?«

Kennen Sie solche Gedanken? Wie gehen Sie damit um?

Umgang mit Fehlern. Sicherlich haben auch Sie schon mit Ihrem Kind hitzige Auseinandersetzungen geführt und dem Kind – ungerechtfertigterweise, wie sich später herausgestellt hat – die Schuld zugeschrieben. Das kommt in allen Familien mal vor und stellt an für sich kein generelles Problem dar, solange es nicht zu häufig vorkommt und Eltern so bald wie möglich eine Gelegenheit nutzen, den Vorfall zu klären und sich angemessen zu entschuldigen.

Denken Sie bitte mal kurz an Ihren Erziehungsalltag: Erinnern Sie sich an eine konkrete Situation, in der Sie Ihr Kind irrtümlicherweise oder völlig übertrieben mit Vorwürfen oder Schuldzuschreibungen konfrontiert haben. Wie sind Sie damit im Nachhinein umgegangen? Kam es zur Selbstanklage, zu Bagatellisierung bzw. Verharmlosung oder zu einer Entschuldigung und / oder Wiedergutmachung)? Es macht Sinn, sich selbst über die eigenen Strategien des Alltags, aber auch in Ausnahmesituationen (»Notfällen«), bewusst zu werden, denn dann können wir am besten herausfinden, was Sie und Ihr Kind in Konfliktsituationen benötigen.

Schreiben Sie bitte auf, wie Sie als Mutter oder Vater tendenziell nach eigenem Fehlverhalten (z. B. Ungerechtigkeit gegenüber Ihrem Kind) im Allgemeinen auftreten und wie Sie selbst es bei Ihren eigenen Eltern in Ihrer Kindheit erlebt haben (Stichworte genügen).

Meine Art, mich bei meinem Kind zu entschuldigen?	**Mütterliche Art, sich bei Ihnen als Kind zu entschuldigen**	**Väterliche Art, sich bei Ihnen als Kind zu entschuldigen**

Finden Sie Parallelen und Ähnlichkeiten oder aber starke Gegensätze im Umgang mit Fehlern?

____

____

____

Manchmal liegen Parallelen oder Ähnlichkeiten vor, manchmal aber auch das krasse Gegenteil, was damals Kinder erlebt haben einerseits und was Sie dann als Eltern selbst Ihren Kindern gegenüber zeigen andererseits. Zum Beispiel könnte eine Mutter übertrieben und unterwürfig um Verzeihung bitten, z. B. weil sie sich Entschuldigungen damals in ihrer eigenen Kindheit so sehr gewünscht hätte, aber leider viel zu wenig hat erfahren dürfen. Im Zuge der Unterwerfung kann es dann aber auch zu einer heftigen Gegenreaktion kommen (z. B. wenn sich das Kind lustig darüber macht), und die Mutter reagiert ebenfalls harsch und wenig einfühlsam mit dem Kind, so wie es damals die eigenen Eltern getan haben. Dann fühlen sich Eltern oftmals schuldig, aber eben auch wütend darüber, wie das Kind ihre Entschuldigung aufgenommen hat. Dieses Phänomen nennen wir eine Schuld-Wut-Wippe: Ich fühle mich schuldig (z. B., weil ich das Kind aufgefordert habe, etwas gegen seinen Willen zu tun) und gebe deswegen öfter nach und akzeptiere die kindliche Missachtung dieser Aufforderung. Andererseits wächst in mir der Ärger, weil ich den Eindruck habe, das Kind nimmt mich nicht richtig ernst. Irgendwann platzt mir die Hutschnur und ich reagiere übermäßig ärgerlich (Wut), was in mir schnell wieder Schuldgefühle erzeugt (»Was habe ich nur gesagt, was habe ich nur getan!«). Wir werden solche inneren Phänomene noch später im Modus-Modell ansprechen und dafür einen passenden Ausweg finden.

Warum? Hilfreich für ein tieferes Verständnis ist in der Regel eine bewusste Auseinandersetzung mit der Frage, *warum* bin ich, wie ich bin, und *warum* erziehe ich mein Kind so, wie ich es tue. Diese Fragen können zum einen sachlich und rational bearbeitet werden. Sie können aber auch in ihrer emotionalen Bedeutung erfasst werden: Was hat diese Erfahrung mit mir auf Gefühlsebene gemacht? Für letztere Frage möchten wir Sie einladen, einen genaueren, gefühlsbetonten Blick in Ihre Kindheit zu werfen. Können wir Sie für ein Gedankenexperiment gewinnen?

Zum Ausprobieren

Zeitmaschine in Aktion

Wir laden Sie ein, in eine fiktive Zeitmaschine zu steigen und in Ihrer Fantasie zurück in Ihre Kindheit zu reisen. Dafür stellen Sie bitte die Armaturen bei den Ziel-Parametern »Zeit« und »Ort« so ein, dass Sie zeitlich auch wirklich in Ihrer Kindheit landen, etwa bei einem Alter zwischen sechs und zwölf Jahren. Als Ort empfehlen wir, einen typischen Raum bzw. Platz Ihrer Kindheit zu wählen, wie z. B. die Wohnung, den Garten oder wo Sie sich häufig aufgehalten haben.

Tipp. Wenn Sie schon wissen, dass Ihnen Ihre eigene Kindheit nicht so leicht zugänglich ist oder es Ihnen schwerfällt, sich an die damalige Zeit zu erinnern, empfehlen wir Ihnen, sich über Fotografien aus einem Familienalbum vorher einzustimmen. Am besten versetzen Sie sich in die Zeit, in der Sie so alt waren, wie Ihr Kind heute ist.

Versuchen Sie, eine konkrete Situation zu erinnern, in der Ihre Mutter oder Ihr Vater ungerecht und / oder vorwurfsvoll Ihnen gegenüber war. Mit anderen Worten: Wann und in welcher Situation wurden Sie selbst als Kind für etwas beschuldigt, was Sie gar nicht zu verantworten hatten? Wenn Sie mögen, schließen Sie gleich (nach dem Lesen des Absatzes) die Augen und betreten Sie in Gedanken die Szene, die Ihnen in den Sinn kommt. Schauen Sie sich selbst als Kind an! Meist sind die eigenen Eltern auch in der Szene. Was passiert gerade? Wie geht es Ihnen in dem Moment des erlebten Unrechts? Lassen Sie diesen Augenblick einen Moment auf sich wirken. Nach maximal 60 Sekunden kommen Sie bitte zurück und halten Sie einen Moment inne, bevor Sie weiterlesen. Soweit die Abfolge der einzelnen Schritte.

Schließen Sie jetzt bitte Ihre Augen (oder fixieren Sie einen Punkt im Raum) und versetzen Sie sich in diese Szene hinein.

Nach der Imagination: Herzlich willkommen zurück. Wie geht es Ihnen? Welche Gefühle werden durch diese Art von Begegnung aktiviert? Bitte schreiben Sie die Situation in der folgenden Tabelle stichpunktartig auf, wenn möglich mit Ort, Zeitpunkt und Ihrem Gefühl von damals, und wie Sie sich jetzt gefühlt haben.

Problematische Situation aus Ihrer Kindheit (Ort, Ihr Alter) und Ihre Gefühle damals	Ihre Gefühle jetzt, nachdem Sie diese Szene in der Fantasie aufgesucht haben

Erinnerungen erzeugen automatisch Gefühle. Ist es nicht erstaunlich, dass eine Erinnerung an eine Situation, die schon lange zurückliegt, auch gleichzeitig die Gefühle aktiviert, die damals in der Situation vorgelegen haben? Das Gehirn bzw. Gedächtnis scheint dies gemeinsam abzuspeichern.

Warum könnte dieses Phänomen auch Eltern in der Erziehungsarbeit nützlich sein? Ein Grund könnte sein, dass uns Erwachsenen solche mitaktivierten Gefühle dabei helfen können, sich in die emotionale Lage von Kindern zu versetzen. Dadurch könnten Eltern ihren Kindern helfen, eben genau diese Gefühle tiefgründiger kennenzulernen, zu benennen (»Mama, ich habe Angst, ich bin traurig« etc.), um dann letzten Endes mitzuüberlegen, was sie in diesem Moment für Bedürfnisse haben. Wenn Kinder lernen zu verstehen, welche Bedürfnisse sie in einem Moment haben, haben sie schon einen entscheidenden Vorteil: Sie können Bezugspersonen dann mitteilen, was sie brauchen (z. B. »Mama, kannst du mich mal in den Arm nehmen?«). Weil es aber nicht so einfach ist, herauszufinden, was ein Mensch in einer gegebenen Situation braucht, haben wir den universellen Bedürfnissen von Menschen ein gesondertes Kapitel gewidmet.

5

Was hinter den Kulissen passiert – Bedürfnisse im Blick

Bevor wir uns in späteren Kapiteln auf Spurensuche begeben und die Hintergründe für Emotionen und Verhaltensweisen besser verstehen wollen, möchten wir mit Ihnen einen Blick hinter die Kulissen werfen. Die Frage ist, wer oder was einen Menschen veranlasst bzw. motiviert, dieses oder jenes zu fühlen oder nicht zu fühlen und letztlich davon ableitend eine entsprechende Verhaltensweise zu zeigen. Anders formuliert: Wer oder was zieht die Strippen für das Erleben und Verhalten in unserem Alltag?

Es lohnt sich also, unseren Blick auf die Bedürfnisse zu richten, die hinter einem Gefühl oder Verhalten verborgen liegen. Wir nennen diese Art des Verstehens das »The Need Behind«-Konzept (»Das-Bedürfnis-dahinter«-Konzept).

Wir beginnen im folgenden Abschnitt mit der Diskussion, welche Bedürfnisse Sie als Eltern, aber auch Ihr Kind, sowohl in unbeschwerten als auch in schwierigen Situationen haben könnten. Dafür wenden wir uns zunächst der grundlegenden Frage zu, welche Bedürfnisse eigentlich alle Menschen haben. Dabei schauen wir auf das in der Schematherapie gängige »Modell frustrierter Grundbedürfnisse«. Dieses Modell versucht, psychisch auffälliges Verhalten durch unzureichende bzw. unangemessene Befriedigung universaler Grundbedürfnisse zu erklären.

5.1 Das Modell frustrierter Grundbedürfnisse

Basierend auf evolutionären und psychologischen Theorien werden Bedürfnisse existenzieller Art (z. B. Nahrung, Sicherheit, Gesundheit) von emotionalen Bedürfnissen (z. B. Bindung, Selbstbestimmung, Struktur) unterschieden. Dieses Modell hilft uns dabei, hinter das Verhalten eines Menschen zu schauen, um zu verstehen, was der eigentliche Kern bzw. das Motiv einer Handlung ist. Beziehen wir das also auf die Frage »Welches Bedürfnis steht hinter dem sichtbaren Problemverhalten?«. Zum Beispiel könnte das Kind im Familienkontext oppositionelles und trotziges Verhalten zeigen, aber wir wissen noch nicht, warum das Kind sich so verhält. Als Frage formuliert: Welche Bedürfnisse könnten das Kind dazu bewogen haben, seine oppositionell-trotzige Seite zu aktivieren? Kurzum: Was ist das eigentliche Thema des Kindes? Diese Frage versuchen wir mit dem Blick auf die Grundbedürfnisse besser bzw. tiefgründiger zu verstehen. Nachfolgend sind die wichtigsten Bedürfnisse benannt und stichwortartig skizziert, zu jedem ist ein typischer Beispiel-Gedanke ausformuliert.

Existenzielle (körperliche) Grundbedürfnisse:

Sicherheit und Gesundheit: im Sinne der sowohl eigenen körperlichen Unversehrtheit, Gewaltfreiheit, Nahrung, Schlaf etc. als auch der (engeren) Familie
Beispiel: »Ich wünsche mir, vor Gefahren beschützt zu werden; z. B. vor Gewalt und Krankheit; auch meine wichtigsten Mitmenschen (Familie und Freunde) sollen davor sicher sein.«

Psychische (emotionale) Bedürfnisse:

Bindung: im Sinne beständiger, liebevoller Beziehungen und Zugehörigkeit zu unterstützenden Gemeinschaften
Beispiel: »Ich brauche Menschen (Familie, Freunde), die zu mir halten; auch wenn ich mal etwas verkehrt gemacht habe.«

Autonomie: Selbstständigkeit im Sinne von Unabhängigkeit von anderen, Selbstbestimmung, Selbstwirksamkeit einschließlich Kontrolle über die Umwelt

Beispiel: »Ich wünsche mir, in manchen Dingen (mehr) mitreden und mitbestimmen zu dürfen. Ich möchte auch manches ausprobieren dürfen, ohne dafür ausgeschimpft zu werden.«

Selbstwert: im Sinne von Anerkennung und Selbstachtung
Beispiel: »Ich wünsche mir, mit all meinen Schwächen und Stärken anerkannt und respektiert zu werden.«

Lustgewinn: positive Stimulation mit Spiel / Spaß, Freude und Genuss, im Sinne von Spontaneität und Freiheit im Selbstausdruck; auch im Sinne einer Entlastung durch Vermeidung von unangenehmen Aufgaben bzw. Pflichten
Beispiel: »Ich wünsche mir, (öfter) Dinge zu tun, die Spaß machen. Ich möchte meine Gefühle offen zeigen dürfen, ohne mich schämen zu müssen.«

Orientierung / Grenzen / Struktur: Bedürfnis nach Überschaubarkeit, Vorhersagbarkeit, Struktur, transparenten Grenzen und Spielregeln der Gesellschaft
Beispiel: »Ich möchte wissen, was ich mir erlauben darf und was nicht. Die Regeln in meinem Umfeld sollen klar sein. Ich möchte auch Klarheit darüber haben, was meine Rechte und was meine Pflichten sind. Ich muss wissen, was geschieht, wenn ich Regeln missachte oder andere verletze.«

Gut zu wissen

Auf die Balance kommt es an

Jeder weiß aus eigener Erfahrung, dass nicht immer alle Bedürfnisse erfüllt werden (können). Bis zu einem gewissen Maße ist das auch unproblematisch, in der Regel gibt es doch einen gewissen Ausgleich. Werden Grundbedürfnisse jedoch häufig oder gar dauerhaft frustriert, entsteht eine starke Dysbalance, die zu emotionalen Krisen und problematischen Verhaltensweisen führen oder gar psychische Erkrankungen zur Folge haben kann. Dies gilt sowohl für das Kind als auch für die Eltern. Im Idealfall herrscht also eine Balance zwischen den Bedürfnissen. Zum Beispiel wechseln sich die Bedürfnisse nach Bindung und Autonomie ab, beispielsweise wünscht sich das Kind Nähe (Bindung) beim gemeinsamen Vorlesen, dann möchte es aber auch wieder draußen die umliegenden Straßen mit Freunden alleine erkunden (Autonomie). Man kann sich das vorstellen wie etwa eine »Bindungs-Explorations-Wippe«, die Bedürfnisse nach Nähe und Unabhängigkeit (»selbst machen dürfen«) wechseln sich ab (s. Abb. 2).

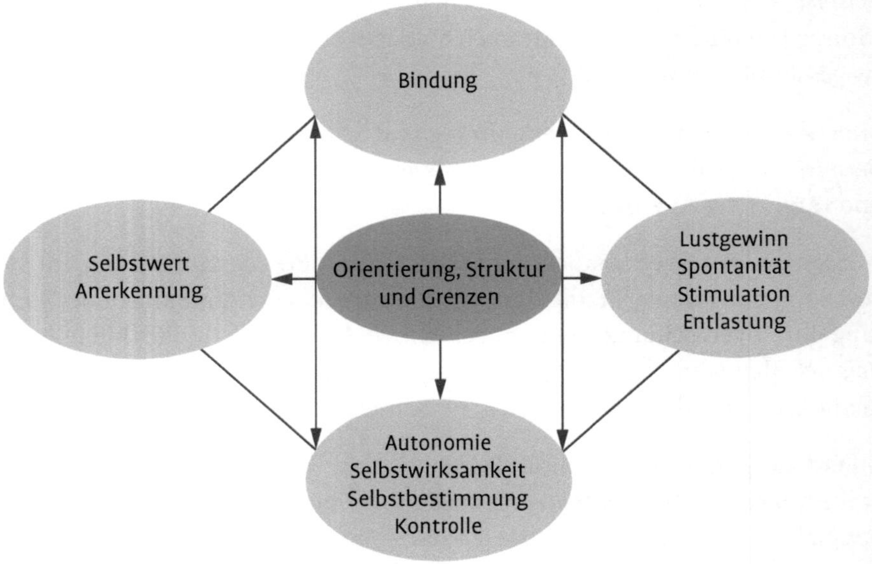

Abbildung 2 Grundbedürfnismodell: Erfüllung und Frustration von Grundbedürfnissen. Auf die Balance kommt es an!

Bindungs- und Autonomiefragen – die Nord-Süd-Achse im Modell – sind für die gesamte Entwicklung von Kindern und Jugendlichen zentral, z. B. bei Nähe-Distanz-Themen in Beziehungen zu anderen. Im Idealfall liegt auf dieser Achse eine »Bindungs-Explorations-Wippe« vor, d. h. die Bedürfnisse nach Bindung und Autonomie wechseln sich ab.

Auf der West-Ost-Achse stehen sich im Modell die Bereiche Selbstwert / Anerkennung sowie Lustgewinn / Spontaneität / Stimulation / Entlastung gegenüber. Hieraus können wir zwei Dinge herleiten: Der Selbstwert eines Menschen steigt, wenn die Erfolge im eigenen Leben überhaupt erst durch eine Zurückstellung von Lust und Spontaneität (d. h. Selbstdisziplin) möglich wurden (z. B. »Diesen Erfolg habe ich mir verdient, es macht mich stolz, dass ich das selbst geschafft habe«). Zudem ist auch eine gewisse Offenheit für unbeschwerte Spontaneität und angemessener Stimulation nötig, um gewisse Dinge bzw. Erfolge zu erreichen, was dann wiederum zu einer Stärkung von Selbstwert und Anerkennung führen kann.

5.2 The Need Behind – zugrunde liegende Bedürfnisse verstehen

Mit dem zuvor skizzierten Bedürfnismodell beziehen wir uns auf die vermutlich wichtigsten Fragen überhaupt: Um was geht es hier eigentlich? Was ist das eigentliche Thema? Und was braucht das Kind jetzt?

Um diese Fragen tiefergehend beantworten zu können, müssen wir vor allem die (unsichtbaren) Bedürfnisse des Kindes verstehen, die sich hinter den (meist sichtbaren) Emotionen oder (direkt beobachtbaren) Verhaltensweisen verbergen mögen. Wie schon oben erwähnt, sprechen wir dann von dem »The Need behind«-Konzept.

Diese Bedürfnisse, die wir in schwierigen Momenten dann beim Kind und / oder bei uns als Eltern annehmen, haben zudem häufig eine längere Geschichte hinter sich. Wenn wir es also erst meinen und die Kulissen im Hintergrund noch deutlicher beleuchten wollen, dann ist es sicherlich sinnvoll, auch den Bedürfnissen mit ihrer eigenen »Lebensgeschichte« Beachtung zu schenken.

Bedürfnisse im Laufe des Lebens

Die Bedürfnisse eines Menschen verändern sich über die Lebensspanne nicht grundlegend. So können wir mit Fug und Recht annehmen, dass jeder Mensch – ganz gleich, wie alt er ist oder aus welchem Kulturkreis er kommt – Bindungsbedürfnisse hat: Das Neugeborene braucht die versorgende elterliche Bezugsperson aus vielen Gründen, vor allem für die unmittelbare Existenzsicherung (z. B. Nahrungsaufnahme). Aber auch ältere Kinder, Jugendliche und Erwachsene haben Bindungsbedürfnisse, z. B. wenn sie Freundschaften oder engere, intime Beziehungen eingehen. Dass sich die Bedürfnisse nicht grundlegend über die Lebensjahre verändern, ist gut für unser Anliegen als Bezugsperson des Kindes, es in seinen Bedürfnissen besser verstehen zu können. Im Idealfall können wir uns in die Emotionen des Kindes hineinversetzen und spüren, welche Bedürfnisse es in einem bestimmten Moment wohl haben mag. Sobald wir eine Vermutung haben, was das Kind gerade brauchen könnte (z. B. Bindung in Form von Trost), dann können wir direkt die Bedürfnisse befriedigen (z. B. »Darf ich dich mal umarmen und trösten?«). Wenn wir also die »Motive« hinter einem Problemverhalten erkennen, wenn wir also verstehen, warum sich das Kind gerade so trotzig verhält, können wir diese direkt befriedigen, sodass das Kind das Problemverhalten nicht mehr »benötigt«. Letztlich erkennen wir, dass das Verhalten, das wir als Problem wahrgenommen haben, in Wirklichkeit die

Sprache des Kindes ist, Eltern zu zeigen, dass etwas nicht stimmt. Insofern ist das Verhalten des Kindes – auch das Problemverhalten – eher eine Art »Botschafter« und nicht selbst das Problem: Es deutet nur an, dass es eines gibt, und zwar auf der Bedürfnisebene.

Zum Ausprobieren

Bedürfnisse des Kindes in einem speziellen Moment

Wir möchten gerne mit Ihnen den nächsten Schritt machen. Bitte schauen Sie nochmals in die Tabelle am Beginn von Abschnitt 3.1. Dort haben Sie ein Verhalten des Kindes ausgewählt, das Ihnen emotional stark zusetzt bzw. Sie herausfordert. Bitte tragen Sie das dort genannte Problemverhalten Ihres Kindes nochmals stichpunktartig hier in die Tabelle 1 ein. Anschließend ergänzen Sie bitte Ihre Vermutung, welche Grundbedürfnisse wohl hinter dem Problemverhalten gestanden haben könnten. Bitte markieren Sie farbig, welches Bedürfnis – es können auch mehrere sein – Sie ganz vorne sehen. Bitte begrenzen Sie sich dabei auf zwei bis maximal drei Bedürfnisse.

Tabelle 1 The Need Behind – Was braucht mein Kind in diesem Moment?

Problematische Situation mit hohem Belastungsgrad	Bedürfnisse
	Existenzielle Sicherheit Bindung / Nähe Autonomie / Kontrolle Selbstwert / Lob Spaß / Stimulation / Entlastung Struktur / Grenzen

Möglicherweise sind Sie nun unsicher, ob Sie richtig mit Ihrer Einschätzung liegen. Wir wollen mit Ihnen den nächsten Schritt unternehmen und schauen, ob die vermuteten Bedürfnisse einen Sinn ergeben.

5.3 Von der eigenen Kindheit zur Elternrolle

Eben haben Sie sich mit Bedürfnissen Ihres Kindes befasst. Wie war es bei Ihnen, als Sie Kind waren? Wie denken und empfinden Sie heute darüber? Bitte widmen Sie sich der nächsten Übung.

Zum Ausprobieren

Rufen Sie sich bitte noch einmal die Situation ins Gedächtnis, in der Sie sich als Kind ungerecht behandelt fühlten (zum Nachschlagen: Abschnitt 4.3; Zeitmaschine in Aktion). Bitte erinnern Sie sich an das Gefühl, das Sie damals hatten, und versuchen Sie in Tabelle 2 *aus heutiger Sicht* zu benennen, was Sie damals gebraucht hätten. Bitte beschränken Sie sich wieder auf zwei bis drei Bedürfnisse und markieren Sie sie mit einem Leuchtmarker.

Tabelle 2 The Need Behind: Was brauchte ich damals als Kind in jenem Moment? (im Rückblick aus heutiger Sicht)

Belastende Situation und Ihre Gefühle	Bedürfnisse
Situation:	Existenzielle Sicherheit
	Bindung / Nähe
	Autonomie / Kontrolle
	Selbstwert / Lob
Gefühle:	Spaß / Stimulation / Entlastung
	Struktur / Grenzen

Vielen Dank. Nun möchten wir Sie bitten, Ihre Bedürfnisse von damals mit den vermuteten jetzigen Bedürfnissen Ihres Kindes abzugleichen: Bitte nutzen Sie nachfolgende Tabelle 3, um die wesentlichen oben markierten Bedürfnisse nebeneinanderzustellen und – wenn möglich – mit Linien zu versehen, sodass ein Bezug bzw. eine Korrespondenz erkennbar wird.

Ein Beispiel. Ihr Kind zeigt trotzig-oppositionelles Verhalten, das Sie einerseits mit einem Bedürfnis nach Ordnung und Struktur in Verbindung bringen (*Was genau sind die Regeln?«*). Andererseits vermuten Sie bei Ihrem Kind das Bedürfnis nach Wertschätzung und Respekt (»*Du musst mich nicht so anmotzen«*). Auf der linken Seite der Tabelle stünden also Grenzsetzung und Wertschätzung, in der rechten Spalte stehen die Bedürfnisse, die Sie damals als Kind hatten. Das könnten im Falle einer erlebten Ungerechtigkeit zum Beispiel das Bedürfnis nach Struktur und Orientierung gewesen sein (»*Regeln gelten für alle«*) und das Bedürfnis nach Wertschätzung und Respekt (»*Entschuldigt euch, ihr wart ungerecht zu mir«*). In diesem Beispiel wäre also zu vermuten, dass die Bedürfnisse *Struktur* und *Selbstwert / Respekt* wichtige Themen sein könnten, die Sie als elterliche Bezugsperson als besonders herausfordernd empfinden.

Tabelle 3 Bedürfnisse im Vergleich, im Hier-und-Jetzt versus im Dort-und-Damals

Bedürfnisse des Kindes (Hier-und-Jetzt)	Bedürfnisse der Eltern (Dort-und-Damals)

Wenn Sie sich nun die Gegenüberstellung der Bedürfnisse in der obigen Tabelle ansehen, finden Sie dort Gemeinsamkeiten von den vermuteten Bedürfnissen Ihres Kindes und Ihren eigenen?

Häufige Beobachtung. Wir beobachten regelmäßig, dass Kinder, Eltern und manchmal auch Großeltern mit Blick auf ihre Bedürfnisse »im gleichen Boot« sitzen, ein Boot z. B. des Bedürfnisses nach Selbstwert und Wertschätzung, vielleicht ergänzt um das Anliegen nach Respekt.

Eigene Zusammenhänge finden. Könnte es sein, dass Sie dieses Bedürfnis nach Wertschätzung und Respekt auch schon aus Ihrer Kindheit kennen? Und könnte es sein, dass es auch Ihrem Kind danach dürstet, dieses Bedürfnis erfüllt zu bekommen? Es wäre mal interessant, Ihre Eltern zu befragen, was sie sich aus der Liste von Bedürfnissen ausgesucht hätten, aber vielleicht haben Sie genug Wissen, um diese Frage für sich zu beantworten.

Vielleicht spielen bei Ihnen aber auch ganz andere Bedürfnisse eine Rolle? Mit Blick auf Tabelle 3 möchten wir Sie ermutigen, einen plausiblen Zusammenhang zwischen Ihren damaligen Bedürfnissen und den jetzigen Bedürfnissen Ihres Kindes auszumachen. Meist gibt es tatsächlich einen Zusammenhang!

Wenn momentan keine Zusammenhänge herstellen können, möchten wir vorschlagen, erst mal im Buch weiterzugehen. Das Thema Bedürfnisse begleitet uns immer wieder und vielleicht kommen Ihnen in späteren Momenten noch Ideen, wie das eine mit dem anderen zusammenhängen könnte.

5.4 Spielraum ausloten und Rahmen sprengen

Mit Blick auf Regeln, Struktur und Ordnung stellen viele Kinder ihre Eltern im Alltag oft auf eine harte Probe und prüfen, ob die jeweiligen Aufforderungen und Regeln auch wirklich ernst gemeint sind. Das ist unseres Erachtens jedoch die »Pflicht« einer jeden neuen Generation, gemäß dem Motto: »Überprüfe die Regeln der Eltern und Großeltern: Besitzen sie noch Gültigkeit? Sind sie (noch) sinnvoll oder nicht? Wenn ja, werden es die Eltern schon deutlich machen.«

Gesetzte Regeln werden in der Erziehung oft von den eigenen Eltern oder der damaligen gesellschaftlichen Ordnung übernommen. Im Laufe der Zeit verändert sich jedoch vieles, wodurch manche Regeln tatsächlich keinen Sinn mehr ergeben.

Eine solche Generationenaufgabe setzen manche Kinder mit großem Ehrgeiz und viel Ausdauer um und stellen dann im Prinzip alles infrage. Damit erfüllen sie aber nur ihren »Job« (d.h. ihre Generationenaufgabe) und sorgen letzten Endes für ein »Update« derjenigen Regeln, die für das Leben in der Gegenwart noch Sinn machen und deswegen Gültigkeit besitzen sollten. Gleichzeitig bringt diese »Überprüfung« – vor allem der Ehrgeiz und die Ausdauer, mit der sie umgesetzt werden – massive Probleme mit sich, vor allem für die Eltern, denn sie müssten sich ja fortwährend überlegen, ob, in welchem Ausmaß und warum die Regeln tatsächlich auch heute noch zu beachten sind. Der nächste Schritt wäre dann, die richtigen Worte und Argumente und vor allem Zeit und Muße zu finden, dies kindgerecht, respektvoll und nachvollziehbar zu kommunizieren. Das ist ein anstrengendes Unterfangen und will gut überlegt sein: z.B. welche Regeln, wie tiefgehend und in welchen Momenten erklärt bzw. mit den Kindern diskutiert werden.

Was Eltern für eine angemessene Grenzsetzung brauchen

Welche Regeln Sie für Ihre Familie aufstellen, ist im Prinzip Ihr Hoheitsgebiet, also das der Eltern. Wir werden jedoch im Laufe des Buches noch den ein oder anderen Aspekt ins Feld führen, den Sie vielleicht bei der Regelaufstellung mitberücksichtigen möchten. Was bleibt, ist in jedem Fall nicht nur die Regel als solche zu kommunizieren, sondern auch, wie sie gelebt wird. Was auch immer Ihre Regeln sein werden, sie werden Diskussionen erzeugen und Ihre Kinder werden versuchen zu prüfen, ob Sie wirklich zu 100 % hinter den Regeln stehen. Kinder prüfen also ihre Eltern mit all ihrer intellektuellen und emotionalen Intelligenz, wie ernst sie es meinen, wenn sie diese oder jene Regel aufstellen. Hierbei wollen Kinder ihre Eltern nicht nur mit überzeugenden Argumenten sehen, sondern auch emotional spüren, ob sie es wirklich so meinen (oder eventuell durch ein Augenzwinkern die Regel wieder aufheben). Das nüchterne Benennen von Gründen für oder gegen einen Sachverhalt ist dann wenig überzeugend. Schon gar nicht, wenn es nur beiläufig, z. B. während einer Autofahrt oder im Supermarkt erfolgt. Kinder wollen herausfinden, was ihre Eltern wirklich meinen bzw. fühlen, nicht nur, was sie ihren eigenen Eltern von damals nur »nachplappern« und vielleicht ihrerseits noch gar nicht hinterfragt und auf aktuelle Gültigkeit überprüft haben. Was Sie aber als Eltern glaubhaft und authentisch an Ihr Kind vermitteln, hängt von Ihrer inneren Haltung ab, in die auch die alten, in der eigenen Kindheit entstandenen Muster, einfließen.

> **Wichtig**
>
> Innere Haltung ist das Fundament für eine gelingende Bedürfnisbefriedigung bei Kindern.

Sie kommen also nicht daran vorbei, Ihre eigene Kindheit und die Erziehung Ihrer Eltern nochmals Revue passieren zu lassen, wenn Sie gut vorbereitet und möglichst ohne belastende Schemaaktivierung) die Bedürfnisse Ihrer Kinder angemessen befriedigen möchten. Dazu zählt dann auch das Bedürfnis nach Struktur und Orientierung, das sich in den allgemeinen Regeln in der Familie widerspiegelt. Andernfalls werden Sie vermutlich inhaltlich an der ein oder anderen Stelle im Erziehungsalltag nachgeben, vermeiden oder auch überreagieren.

Neben der eigenen Biografie und den Erfahrungen in der Vergangenheit spielen aber auch Temperamentsfaktoren eine Rolle. Diese betrachten wir im folgenden Kapitel.

6

Mit Schwung durchs Leben

Temperamentsfaktoren sind die neurobiologische Basis eines Menschen. Sie bestimmen mit, wie die Meilensteine der Entwicklung erreicht werden. Die Ausformung von Erleben und Verhalten eines Menschen erfolgt dann im Wechselspiel von Anlage (Temperament) und Umwelt (Bedürfniserfüllung bzw. -frustration).

6.1 Das Temperament aus Sicht des Big-Five-Modells

Das Big-Five-Modell (McCrae & Costa, 1999) gilt als das Standardmodell der modernen Persönlichkeitsforschung und beschreibt die Persönlichkeit anhand von fünf breiten Dimensionen: Extra- versus Introversion, Emotionale Stabilität versus Labilität, Verträglichkeit, Offenheit für neue Erfahrungen und Gewissenhaftigkeit. Diese fünf Dimensionen gelten als weitestgehend robust und haben einen beträchtlichen Einfluss auf das Verhalten und die Einstellungen von Menschen.

Ab welchem Lebensjahr man von der Ausbildung der Big-Five-Temperamentsfaktoren sprechen kann, wird derzeit in der Forschung noch diskutiert. Da diese aber auch schon bei nichtmenschlichen Primaten nachgewiesen wurden, ist davon auszugehen, dass schon relativ früh in der menschlichen Entwicklung, etwa ab dem zweiten oder dritten Lebensjahr, zumindest Vorläufer dieser Faktoren auffindbar sein dürften. Tabelle 4 gibt einen Überblick über die Big-Five-Temperamentsfaktoren.

Tabelle 4 Kennzeichen der Big-Five-Faktoren

Big-Five-Faktoren	Kennzeichen
(1) Extra- versus Introversion	• Ein extravertiertes Kind verhält sich nach außen gerichtet, es ist offen, gesellig und reagiert schnell auf neue Reize. • Ein introvertiertes Kind verhält sich eher ungesellig, es ist nach innen gerichtet, wirkt für andere möglicherweise zurückgezogen oder verschlossen, und scheint sich mit seinen eigenen Gedanken und Emotionen zu begnügen.
(2) Emotionale Stabilität versus Labilität	• Ein emotional stabiles Kind zeigt sich meist unbeschwert, gelassen und meist freudig; es ist bei Aufregung relativ schnell zu beruhigen. • Emotional labile Kinder sind schnell abgelenkt bei unangenehmen Reizen, sie signalisieren häufig ihren Unmut, sind oft schlecht gelaunt.
(3) Verträglichkeit	• Ein Kind mit hoher Ausprägung in Verträglichkeit kann soziale Konflikte leichter positiv lösen, es zeigt eine Kompromissbereitschaft. • Eine geringe Ausprägung geht einher mit schnell reizbarem Verhalten, Einzelgängertum und Aggressionsneigung.
(4) Offenheit für neue Erfahrung	• Kinder mit hoher Offenheit weisen ein starkes Bedürfnis nach neuen Erlebnissen und Erfahrungen auf. Sie mögen Abwechslung und versuchen, Reizmonotonie zu vermeiden. • Kinder mit geringer Offenheit bevorzugen das Gewohnte.
(5) Gewissenhaftigkeit	• Dieser Faktor führt bei Kindern zu einer starken Orientierung an Regeln und Normen. Eventuell besteht auch eine starke Neigung zu Gehorsamkeit gegenüber Autoritäten und Vorbildern, auch ohne dass dies mit einer Angst vor Strafe verbunden ist. • Eine geringe Ausprägung führt eher zu einer Gedankenlosigkeit und wenig verbindlichem Verhalten.

Zum Ausprobieren

Nachfolgend möchten wir Sie um eine grobe Einschätzung bitten, wie Sie die Big-Five-Faktoren sowohl bei Ihrem Kind als auch bei sich selbst einstufen. Es spielt dabei keine Rolle, ob Sie die biologischen oder sozialen Eltern (z. B. Stief-, Pflege-, Adoptiveltern) sind: Neben der genetischen Komponente, die sicherlich auch interessant ist, geht es hier auch um die Frage der Passung, d. h. wie Sie als Eltern und Ihr Kind auf Temperamentsebene zueinander »passen«, also sich eher spiegeln bzw. ergänzen oder eben eher auseinanderliegen.

Big-Five-Faktoren	**Ausprägung bei Ihrem Kind und bei Ihnen (elterliche Bezugsperson) Skala: 1 = sehr geringe Ausprägung bis 5 = sehr starke Ausprägung**	
Extra- versus Introversion	Kind Extraversion: Kind Introversion:	Sie: Extraversion: Sie: Introversion:
Emotionale Stabilität	Kind:	Sie:
Verträglichkeit	Kind:	Sie:
Offenheit für neue Erfahrungen	Kind:	Sie:
Gewissenhaftigkeit	Kind:	Sie:

Vielen Dank auch für diese Überlegungen und Gegenüberstellung. Sie werden vermutlich in dem einen oder anderen Faktor Gemeinsamkeiten oder eben auch Unterschiede vorfinden. Bitte gehen Sie behutsam bei der Bewertung von Temperamentseigenschaften um! Das Kind und auch Sie haben eine genetische Disposition bzw. Anlage vererbt bekommen, und es ist gut so, wie Sie und Ihr Kind konfiguriert bzw. aufgestellt sind. Es ist nur hilfreich, sich der Unterschiede und Gemeinsamkeiten im Temperament bewusst zu werden, z. B. wenn es mehrere Kinder in der Familie gibt, die naturgemäß auch ein unterschiedliches Set von Temperamentsfaktoren aufweisen und somit auch in ihrer ganzen Persönlichkeit unterschiedlich von Eltern wahrgenommen werden. Es kommt gelegentlich vor, dass bei Eltern dann die Kinder, die ihnen vom Temperament her ähneln, mehr positive Gefühle erzeugen als die Kinder, die eben anders konfiguriert sind. Macht man sich diese Unterschiede und Gemeinsamkeiten bewusst, hilft dies dann oft schon ein wenig, dass Eltern sich allen Kindern gegenüber ebenso fürsorglich wie anleitend verhalten.

Wichtig

Wir möchten hier an dieser Stelle deutlich machen, dass die Entwicklung des Kindes nicht nur von seinem Temperament, also seinen biologischen Veranlagungen abhängig ist, sondern auch von seinen Lebenserfahrungen. Beide interagieren miteinander, stehen also in einer Wechselwirkung zueinander.

Bio-psycho-soziales Entwicklungsmodell. Wenn eine problematische psychosoziale oder verhaltensauffällige Entwicklung beim Kind vorliegt, sind es nicht immer die Eltern und deren Versäumnisse, die Bedürfnisse der Kinder richtig zu verstehen bzw. zu erfüllen! Es gibt auch Kinder mit einem schwierigen Temperament, die quasi jede Familie an den Rand ihrer Möglichkeiten bringen. Wir sprechen dann von einem Entwicklungsmodell, das sowohl biologischen als auch psychosozialen Einflüssen unterliegt.

6.2 Meilensteine der Entwicklung

An welchen Stellen im Leben werden nun die Temperamentsfaktoren im Zusammenspiel mit der Lebensgeschichte der Bedürfnisse besonders wichtig? Nachfolgend möchten wir Ihnen einen Überblick geben, der die Meilensteine der Entwicklung aufzeigt und die Herausforderungen auf den Punkt bringt.

Wir beginnen mit den Aufgaben für die Eltern im ersten Abschnitt und schwenken dann zu denen der Kinder hinüber.

Was sind die Herausforderungen für Eltern?

Säuglings- und Kleinstkindalter:

- Physiologische Anpassung im Wochenbett
- Aufbau von Selbstvertrauen in elterliche Kompetenzen
- Übergang zur Elternschaft, u. a. vorübergehender Verlust der beruflichen Identität
- Dreierbeziehung – von der Dyade zur Triade (z. B. Mutterschaftskonstellation nach D. Stern)
- Funktionale Bewältigung von fehlangepassten Schemata, die durch Wiederbelebung eigener Bindungs- und Beziehungserfahrungen aktiviert werden
- Balance herstellen zwischen eigenen und kindlichen psychischen Grundbedürfnissen

Was sind die Meilensteine in der Entwicklung für Kinder?

Säuglings- und Kleinstkindalter:

- Nahrungsaufnahme und Verdauung
- Regulation des Verhaltens – und des Schlaf- bzw. Wachzustandes
- Affektive Verhaltensregulation
- Fokussierung der Aufmerksamkeit
- Suche nach Gleichgewicht zwischen Bindung und Exploration (Abhängigkeit und Autonomie)

Kindergartenalter:

- Entwicklung sozial-kommunikativer und sprachlicher Fähigkeiten
- Emotionale Regulationsfähigkeit aufgrund sozialer Kontakte im Kindergarten
- Soziale Integration in der Peergroup
- Akzeptanz von Autorität und Anerkennung von sozialen Normen
- Kommunikation und Erfüllung der eigenen emotionalen und sozialen Bedürfnisse

Grundschulalter:

- Lesen, Schreiben und Rechnen
- Selbstbewusstsein (z. B. Fleiß; Anstrengung)
- Mit Gleichaltrigen auskommen und zusammenarbeiten
- Anpassung an das Schulsystem
- Arrangement von Schul-, Sport-, Freizeit- und Hobbyaktivitäten
- Weitere Akzeptanz von Autoritäten und Schulnormen

Jugendalter:

- Aufbau neuer und reiferer Beziehungen zu Gleichaltrigen aller Geschlechter
- Aufnahme einer engeren Beziehung zu einem Freund oder einer Freundin
- Übernahme der männlichen oder weiblichen Geschlechtsrolle
- Entwicklung einer Klarheit über sich selbst (sich selbst kennenlernen und wissen, wie andere einen sehen)
- Akzeptanz der eigenen körperlichen Veränderungen und Erscheinung
- Ablösung bzw. emotionale Unabhängigkeit von den Eltern
- Vorbereitung auf Partnerschaft (Entwicklung einer Vorstellung davon)

- Einstimmung auf eine berufliche Karriere, überlegen, was man werden will
- Erlangen von Werten als Leitfaden für das eigene Verhalten
- Entwicklung einer Zukunftsperspektive, sein Leben planen und Ziele ansteuern

Wichtig

Entwicklungsaufgaben mit Bezug auf Bedürfnisse

Bei all den oben genannten Herausforderungen stehen die aktuellen Bedürfnisse des Menschen im Mittelpunkt. Was braucht das Kind in dieser Entwicklungsphase oder zur erfolgreichen Bewältigung einer Entwicklungsaufgabe?

Meistens schwingen auch Bindungsfragen mit (z. B. *Hältst du zu mir, auch wenn ich nicht gleich Erfolg habe oder länger als andere brauche?*), aber es können auch spezifischere Fragen auftauchen wie z. B. aus der Selbstwirksamkeit (*Glaubst du an mich, was traust du mir zu?*) und Autonomie (*Darf ich auch mal was Neues ausprobieren und eigene Wege gehen, auch wenn sie sich später als Fehler herausstellen? Wirst du mich dann ausschimpfen?*)

7

Worauf Sie bauen können

Nun geht es darum, gemeinsam mit Ihnen als Mutter oder Vater herauszufinden, was Sie alles leisten – und schon geleistet haben. Dabei schauen wir nicht nur auf Ihre konkreten Fähigkeiten und Aufgaben, sondern auch darauf, dass Sie selbst spüren: Ich kann etwas bewirken, und: Mein Kind kann eine Menge von mir lernen.

7.1 Was Sie schon alles geschafft haben

Sie dürfen sich bewusst machen und auch aussprechen, worauf Sie stolz sein können. Denken Sie daran, in welchen Situationen Sie für Ihr Kind da waren, in welchen Momenten Sie ein gutes Vorbild waren oder wie Sie Ihrem Kind geholfen haben, neue Schritte zu gehen.

Hilfreich kann es sein, dabei die Entwicklung Ihres Kindes vor Augen zu haben – von der Schwangerschaft über die Geburt, die Baby- und Kleinkindzeit bis hin zur Kindergarten- und Schulzeit. Auch viele kleine Dinge, die im Alltag leicht untergehen – das nächtliche Aufstehen, die Arztbesuche, das Trösten oder Helfen beim Anziehen und vieles mehr – zeigen, wie engagiert und liebevoll Sie für Ihr Kind da waren und es immer noch sind.

Bitte gehen Sie nochmals zurück zur Liste der Meilensteine der Entwicklung in Abschnitt 6.2. Gehen Sie nun Punkt für Punkt durch, langsam, und tauchen Sie gedanklich in die Zeit ein, in der Ihr Kind in eben dieser und jener Entwicklungsphase war. Nehmen Sie sich gerne ein Familienalbum mit Fotografien von Ihnen und Ihrem Kind dazu.

Spüren Sie einen Moment in sich hinein: Wie fühlt sich die elterliche Unterstützung, das Engagement und die Ausdauer an, die Sie damals aufgebracht haben?

Nehmen Sie sich bitte ausreichend Zeit dafür und spüren Sie noch einmal, was Sie schon alles in der Vergangenheit auf sich genommen haben. Aus unserer Sicht wäre dieser Moment eine Unterbrechung und eine besinnliche Tasse Tee wert, was meinen Sie?

Wenn Sie das hoffentlich warme und befriedigende Gefühl ausreichend genossen haben, schreiben Sie bitte nachfolgend einige Beispiele in Stichpunkten auf, auf die Sie wirklich stolz sein können und die auf Ihrer Positiv-Liste als Mutter bzw. Vater auf keinen Fall fehlen sollten.

7.2 Ihre Stärken und Kraftquellen

In diesem Abschnitt geht es u. a. um Ihre Stärken, elterlichen Qualitäten und Kraftquellen, die Sie schon entwickelt haben. Seien Sie bitte auch hier nicht zu bescheiden, denn Ihre Kompetenzen sind wichtige Helfer bei Ihren Herausforderungen. Keine Schreibzeile sollte leer bleiben: Wenn doch, fragen Sie bitte eine Ihnen nahestehende Person, was Sie unten bei den offenen Fragen benennen könnten. Wir sind sicher, dass Sie den ein oder anderen Punkt gut beantworten können.

Welche Gewohnheiten oder Rituale gibt es, die Ihnen und Ihrer Familie wichtig sind oder früher wichtig waren?

Was funktioniert in Ihrer Familie besonders gut? Was gelingt Ihnen ganz selbstverständlich?

Worauf sind Sie in Ihrer Familie besonders stolz?

Welche Ihrer persönlichen Stärken tun Ihrer Familie besonders gut?

Was unterscheidet Ihre Familie auf eine schöne Weise von anderen?

Was hilft Ihnen, wenn es Ihnen oder Ihrem Kind nicht gut geht?

Wie erholen Sie sich oder schöpfen neue Energie?

Warum es wichtig ist, sich positiver Eigenschaften und Leistungen bewusst zu sein

Wenn Sie spüren, dass Ihre Handlungen etwas bewirken – zum Beispiel, dass Ihr Kind durch Ihre Hilfe etwas lernt oder sich beruhigt –, dann hilft das nicht nur Ihrem Kind, sondern stärkt auch Ihr Vertrauen in sich selbst und in Ihre elterliche Kompetenz, Ihre sogenannte Selbstwirksamkeit. Menschen mit einem starken Gefühl für Selbstwirksamkeit fühlen sich sicherer und sind oft zuversichtlicher, auch in schwierigen Situationen. Sie denken dann eher: *Ich schaffe das irgendwie.*

Gerade als Mutter oder Vater ist dieses Gefühl besonders wichtig. Denn Kinder brauchen Eltern, die sich etwas zutrauen, die an sich glauben und auch mit Herausforderungen umgehen können.

> **Wichtig**
>
> **Elterliche Selbstwirksamkeit**
>
> Wenn Sie spüren, dass Sie etwas bewegen können und sich als Eltern selbstwirksam fühlen, hilft das nicht nur Ihnen selbst – es gibt auch Ihrem Kind Sicherheit.

In den kommenden Kapiteln greifen wir die drei angesprochenen Perspektiven nacheinander auf:

- **Kapitel 8** widmet sich dem **Blick nach hinten** – der Herkunft, den prägenden Erfahrungen und den daraus resultierenden Mustern.
- **Kapitel 9** führt mit dem **Blick nach innen** in die Gegenwart und beleuchtet mithilfe des *Modus-Modells* die Gefühle, Gedanken und Bedürfnisse, erst des Kindes, dann der Eltern.
- **Kapitel 10** schließlich richtet den **Blick nach vorne** – auf mögliche Veränderungen, auf zukünftige Wege und auf die bewusste Gestaltung der Elternrolle.

Diese drei Kapitel bilden gemeinsam einen konzeptuellen und alltagsorientierten Leitfaden – eine Art Logbuch, das Ihnen dabei hilft, Ihr eigenes »Theater-Drehbuch« zu schreiben und Ihren individuellen Weg zu planen und zu gestalten.

8

Der Blick nach hinten

Um die Hintergründe des Skriptes »Immer dasselbe Theater« ausfindig machen zu können, müssen wir uns »umdrehen« und den Blick nach hinten richten, dorthin, wo Ihre Vergangenheit mit all ihren Facetten liegt. Es ist aber nicht nur *Ihre* Biografie, die hier interessiert, sondern auch die Ihrer Eltern bzw. die Ihrer Familie, in der Sie aufgewachsen sind. Wir wollen also Ihre Lebensmuster, genauer Schemata, untersuchen. Beginnen wir mit den positiven Schemata.

8.1 Positive Schemata im Familiensystem

Was ist ein positives Schema?

Positive Schemata (in der Fachsprache auch »Frühe Adaptive Schemata« genannt) gelten als tief verwurzelte, lebenslange Muster oder Themen, die sich aus frühen *positiven* Erfahrungen entwickelt haben und das Denken, Fühlen und Verhalten eines Menschen prägen. Sie entstehen in der Regel durch eine angemessene Befriedigung von Grundbedürfnissen.

Jeder Mensch hat positive »emotionale Knöpfe«, also Punkte, die bei entsprechender Aktivierung einen Menschen in einen besonderen Zustand von Zufriedenheit, Kompetenz und manchmal Glück bringen. Aktivierungen dieser positiven Knöpfe können sogar zu einer Art »Flow«-Erleben führen: Hier ist der Mensch dann ganz in seinem Element und vergisst quasi die Welt um ihn herum. Kennen Sie solche Momente? Bitte nehmen Sie sich ein wenig Zeit, um diese nicht unwichtige Frage würdig zu beantworten.

Im folgenden Kasten finden Sie eine Auflistung von Aussagen über sich selbst. Bitte gehen Sie sie der Reihe nach durch und identifizieren Sie die drei Aussagen, die im Allgemeinen am besten auf Sie im jetzigen Erwachsenenalter zutreffen. Wenn die Entscheidung schwerfällt (z. B., weil nichts so richtig auf Sie zutrifft), nehmen Sie bitte die drei Aussagen, die noch am besten passen.

Aussagen über sich selbst – bezogen auf Positive Schemata

(1) Ich fühle mich verstanden; meine Bedürfnisse finden Beachtung.
(2) Ich kann mich auf meine Mitmenschen verlassen.
(3) Die Menschen um mich herum sind gut für mich. Ich kann ihnen vertrauen.
(4) Ich fühle mich mit anderen wohl und ihnen zugehörig.
(5) Ich stehe zu mir und kann auf manches stolz sein.
(6) Wenn ich etwas wirklich will, dann schaffe ich das auch.
(7) Ich kann mich um meine Angelegenheiten kümmern.
(8) Ich habe ausreichend Kontrolle über Gefahren, fühle mich sicher.
(9) Ich fühle mich als eigenständiger Mensch, ich kann und darf anderer Meinung sein.
(10) Ich zeige mich, wie ich bin. Ich gestehe anderen die gleichen Rechte wie mir zu.
(11) Ich kann lange durchhalten, auch wenn es mal nicht so viel Spaß macht.
(12) Ich bin genauso wichtig oder wertvoll wie meine Freunde und Mitmenschen.
(13) Ich werde nicht nur den anderen, sondern auch mir selbst gerecht.
(14) Ich fühle mich als Teil einer Gruppe wohl, muss nicht immer im Zentrum stehen.
(15) Ich stehe zu meinen Gefühlen und kann sie spontan zeigen.
(16) Ich nehme mir nicht zu viel vor, und ich fordere auch nicht zu viel von anderen.
(17) Ich kann zuversichtlich in die Zukunft schauen.
(18) Ich kann mir und anderen Fehler verzeihen: »Nobody is perfect.«

Bitte tragen Sie die Nummern in Tabelle 5 in die linke Spalte ein und gehen Sie die Aussagen oben im Kasten erneut durch. Denken Sie nun bitte an Ihre Eltern bzw. elterlichen Bezugspersonen zu der Zeit, als Sie ein Kind waren. Welche drei Aussagen finden Sie am passendsten für Ihre Mutter, für Ihren Vater und ggf. für eine weitere wichtige elterliche Bezugsperson von Ihnen? Tragen Sie diese Zahlen bitte in die mittlere Spalte der Tabelle ein. Nun können Sie schon erste Vermutungen anstellen, wer Sie im Aufbau von positiven Schemata unterstützend beeinflusst hat. Vergleichen Sie dazu die Nummern und finden Sie Gemeinsamkeiten heraus.

Sie wollen noch genauer wissen, z. B. wer auf großelterlicher Seite Sie positiv beeinflusst hat? Dann setzen Sie bitte zu einem weiteren Durchgang im obigen Kasten an: Überlegen Sie nun für alle großelterlichen Bezugspersonen, welche drei Aussagen jede Person am ehesten gelebt und zum Ausdruck gebracht hat. Tragen Sie diese Nummern dann in der rechten Tabellenspalte in das entsprechende Feld ein und vergleichen Sie erneut, ob es gleiche Zuordnungen bzw. Nummerierungen gibt. Falls Sie keine aktiven Erinnerungen an Ihre Großeltern haben und diese nicht kennengelernt haben, überlegen Sie einmal, was in Ihrer Familie so über Ihre Großeltern berichtet worden ist. Anderenfalls lassen Sie die Felder leer.

Hinweis: Achten Sie auch auf Nummern, die in der Nähe liegen, da »benachbarte« Aussagen meist ähnliche Inhalte aufweisen. In diesem Fall schauen Sie bitte noch mal in der Auflistung der positiven Aussagen im obigen Kasten nach, ob es sich tatsächlich um ähnliche bzw. vergleichbare Aussagen handelt.

Tabelle 5 Nummern der positiven Aussagen für Sie selbst (linke Spalte), für die Ihrer Eltern bzw. wichtigen Bezugsperson (mittlere Spalte) und die von großelterlichen Bezugspersonen.

Positive Aussagen bzw. Schemata in der Familie (1–18)

Eigene positive Schemata (1–18)	Mutter	Mutter der Mutter:
		Vater der Mutter:
	Vater	Mutter des Vaters:
		Vater des Vaters:
	Andere Bezugsperson	Andere Bezugsperson:

Wenn Sie nun Hypothesen aufgestellt haben, wer Sie wohl im Aufbau Ihrer positiven Schemata unterstützt haben mag, benötigen wir noch kurze Benennungen für eben diese positiven Aussagen. In Tabelle 6 finden Sie nun die Namen der Schemata, mit denen die jeweilige positive Aussage in Verbindung gebracht werden kann.

Tabelle 6 Nummerierung positiver Aussagen (s. Kasten oben) und Benennung der positiven Schemata

Nr.	Positives Schema (1–9)	Nr.	Positives Schema (10–18)
1	Angenommen sein	10	Rücksicht und Respekt
2	Verbundenheit & Stabilität	11	Gesunde Selbstkontrolle und -disziplin
3	Vertrauen	12	Gleichwertigkeit
4	Zugehörigkeit	13	Selbstfürsorge
5	Selbstwertgefühl & Stolz	14	Gelassenheit & Souveränität
6	Erfolg & Selbstwirksamkeit	15	Spontaneität
7	Unabhängigkeit & Kompetenz	16	Realistische Erwartungen
8	Sicherheit & Unversehrtheit	17	Optimismus
9	Individualität	18	Nachsicht und Toleranz

Wir hoffen, die Zuordnung und Benennung der positiven Schemata einschließlich der Überlegungen, wer Sie unterstützt haben könnte, ergibt für Sie einen plausiblen Zusammenhang.

Bitte schreiben Sie hier nochmals in jede Zeile Ihr positives Schema auf und danach die Personen, die dabei eine wichtige Rolle gespielt haben.

Im Folgenden möchten wir Ihnen eine Erinnerungshilfe zum Ausprobieren vorschlagen, mit der Sie sich Ihrer positiven Muster im Alltag bewusst werden können. Dies ist besonders dann wichtig, wenn Sie z. B. als Eltern eine schwierige Situation mit Ihrem Kind absehen können (z. B. drohender Konflikt bei den Hausaufgaben).

Zum Ausprobieren

Ein Schatzbeutel für Übergangsobjekte

Suchen Sie bitte für jedes positive Schema je ein kleines Symbol aus: Das könnte z. B. ein Stein, ein Herz, eine Muschel oder ein anderes passendes Objekt sein, das Ihnen zur Verfügung steht. Nehmen Sie nun ein Symbol in die Hand, schauen Sie es in Ruhe an und verbinden Sie dieses Symbol gedanklich mit positiver Erinnerung, zum Beispiel: »Du bist nun mein Stein für Verbundenheit. Und wenn ich dich anschaue, denke ich immer an meine Oma, die bedingungslos zu mir gehalten hat.« Tun Sie dies für jedes gewählte Symbol.

Von Vorteil ist es, die nun »positiv aufgeladenen« Symbole (in der Psychologie werden sie »Übergangsobjekte« genannt) in einen kleinen Beutel zu legen, den Sie im Alltag als kleines Accessoire mit sich tragen können. Im Bedarfsfall, z. B. vor einer herausfordernden Situation in der Familie, können Sie so vorher Kraft und Zuversicht »tanken«, damit Sie die Situation gut meistern können. Sollte die Situation Sie unvorbereitet überraschen, können Sie die positiven Symbole auch im Nachgang noch verwenden: Nicht nur zur Linderung der belastenden Gefühle, sondern auch zur Vorbereitung auf eine möglich kommende Situation, die der jetzigen vielleicht ähnlich ist.

Übung macht den Meister. Wie so vieles muss diese Form der Bewusstmachung und Selbststärkung regelmäßig geübt werden, damit sie im Ernstfall auch wirklich funktioniert. Dürfen wir Sie bitten, jetzt schon zu überlegen, wann und wo Sie Ihren Schatzbeutel hervorholen wollen und mit der Symbolik dieser Übergangsobjekte (bzw. positiven Schemata) sich einer emotional herausfordernden Situation zu stellen? (*Jetzt mache ich es wie Oma*). Für diese anfängliche Übung ist es wichtig, nicht gleich mit zu schwierigen Situationen zu starten. Welche Situation haben Sie im Sinn?

Bitte schreiben Sie im Nachgang auch den Erfolg der Maßnahme auf.

Wenn Sie diese Übung ausprobiert haben, gönnen Sie sich etwas Schönes. Bitte belohnen Sie sich für das Bemühen und Ausprobieren, nicht für Erfolg oder Misserfolg. Sollten Sie mit der Übung nicht gleich erfolgreich gewesen sein, versuchen Sie es bitte noch einmal mit einer weniger herausfordernden Situation. Manches braucht einfach etwas Zeit.

Widmen Sie sich regelmäßig diesen positiven Schemata und machen sie sich als Kraftquelle zunutze. Im nächsten Schritt ändern wir nun die Perspektive und richten den Fokus auf Ihre nicht so angenehmen Muster. Jeder Mensch hat positive, aber sicherlich eben auch negative Muster. Diese liegen den Beobachtungen rund um die Problematik: »Immer dasselbe Theater!« meist zugrunde. Deswegen möchten wir Sie einladen, mit uns gemeinsam hier nun Schritt für Schritt voranzuschreiten, letztendlich um zu prüfen, was von den negativen Mustern auf Sie und Ihre Familie zutrifft und was eher nicht zutrifft.

8.2 Negative Schemata im Familiensystem

Was ist ein negatives Schema?

Negative Schemata (fachsprachlich auch »Frühe Maladaptive Schemata« genannt) sind tief verwurzelte, meist lebenslange Muster oder Themen, die sich aus frühen *negativen* Erfahrungen entwickeln und das Denken, Fühlen und Verhalten einer Person prägen. Sie entstehen in der Regel durch eine nicht angemessene Befriedigung oder dauerhafte Frustration von Grundbedürfnissen.

Was hat es mit den maladaptiven Schemata auf sich?

Wir fallen gleich mal mit der Tür ins Haus: Wir glauben nämlich, dass jeder Mensch maladaptive Schemata bzw. fehlangepasste Muster in sich hat. Die Begrifflichkeit klingt zunächst wenig einladend und mutet wie eine Störung, wie eine Krankheit an! Aber lassen Sie uns ein bisschen genauer hinschauen und dann werden Sie sehen, dass sie eigentlich zu einem normalen Leben dazugehören und sich niemand dafür schämen muss. Es ist viel eher so – und das werden Sie vermutlich bestätigen –, dass jeder Mensch irgendwelche Punkte oder Stellen hat, an denen er oder sie besonders empfindlich bzw. verletzbar ist. Solche Punkte bzw. Verletzungen sind nicht zufällig da, sondern sind meist im Laufe des Lebens entstanden. Wenn der Beginn der Schemata sehr früh im Leben einsetzte, d.h. der Mensch schon im ganz jungen Alter Bedürfnisse entbehren musste, können solche Erfahrungen wie »emotionale Wunden« zurückbleiben und seelische Schmerzen verursachen. Solche Verletzungen – wir reden auch von emotionalen Knöpfen – scheinen dann irgendwie zu uns zu gehören, wir gewöhnen uns mehr oder weniger daran und denken vielleicht: »Dies oder jenes kann ich einfach nicht leiden, da bin ich ganz sensibel.«

Häufig liegt der Entstehung von Schemata die Frustration von Grundbedürfnissen in Kindheit oder Jugend zugrunde. Wenn Menschen z. B. immer wieder nicht gut behandelt wurden oder einfach nicht das bekommen haben, was sie dringend gebraucht hätten (z. B. Wärme, Liebe, Akzeptanz), dann haben sie mit diesen Themen auch später noch zu tun, besonders dann, wenn eben genau diese Bedürfnisse (hier: Wärme, Liebe, Akzeptanz) in der Gegenwart wieder missachtet werden. Eine überempfindliche Reaktion darauf ist nicht schön, aber normal, nicht unbedingt hilfreich, aber eben folgerichtig. Lerntheoretisch lässt sich das mit Prozessen der klassischen Konditionierung erklären, meist verbunden mit einer negativen Bewertung (Fachbegriff: evaluative Konditionierung). Gelernt ist (dann) gelernt, die emotionale Reaktion (z. B. Kränkung) tritt automatisch auf, ob Sie wollen oder nicht. Das Gute an den Lerngesetzen ist: Was gelernt wird, kann auch wieder verlernt werden. Allerdings braucht es dazu neue Lernerfahrungen. Diese können Sie in diesem Buch anbahnen.

Schemaaktivierung in der Erziehung

Wenn wir nun als Erwachsene in der Elternrolle stehen und unsere negativen emotionalen Knöpfe durch den Kontakt mit den Kindern gedrückt werden, reagieren wir tendenziell dünnhäutiger, gereizter und / oder emotionaler, als wenn wir die Bedürfnisfrustrationen früher in unserer Kindheit nicht erlebt hätten. Wenn nun etwas im Erziehungsalltag passiert und dadurch unsere Bedürfnisse von damals wieder frustriert werden, erzeugt das einen »seelischen« Schmerz und es fühlt sich dann an, als wären wir wieder das Kind von damals, das sich womöglich hilflos oder alleingelassen fühlt. Solche Gefühle können dann schnell zu – von außen betrachtet – überzogenen emotionalen Reaktionen führen und in der Folge ein wichtiger Faktor für Erziehungsschwierigkeiten sein.

Reaktion auf Knopfdruck – Schemaaktivierung. Haben Sie auch schon mal bemerkt, dass Sie in bestimmten Situationen mit Ihrem Kind plötzlich überreagieren? Eine solche Überreaktion könnte z. B. sein, das Kind anzuschreien. Es gibt aber auch heftige Reaktionen, die mehr nach innen gerichtet sind und starke Schuldgefühle erzeugen, weil man das Kind zu etwas aufgefordert hat, was es in dem Moment nicht möchte. Manchmal scheint so eine emotionale Überreaktion wie auf Knopfdruck aufzutreten. Wenn das bei Eltern öfter und / oder immer wieder in ähnlicher Weise abläuft, nennen wir das eine (negative) »Schemaaktivierung«. Diese kann bewusst oder auch unbewusst erfolgen, der Effekt ist jedoch vergleichbar: Die getriggerte Person erlebt in diesem Moment intensivste Gefühle wie z. B. Wut oder Trauer, die sie in dieser Situation nur schwer regulieren kann.

Wenn Sie jetzt noch einmal zu Abschnitt 3.1 zurückgehen und entweder die verschiedenen möglichen problematischen Verhaltensweisen von Kindern in der dortigen Tabelle durchlesen oder aber etwas weiter unten nach dieser Tabelle auf das Problemverhalten schauen, das Sie als besonders belastend aufgeschrieben haben, könnten Sie einen möglichen Trigger für Ihre Schemaaktivierung schon benannt haben. Lassen Sie uns da nochmal genauer hinschauen.

Belastende Schemata im Alltag

Negative bzw. maladaptive Schemata können im Alltag über weite Strecken »schlummern« und kaum spürbar sein. Solange niemand Ihren emotionalen Knopf drückt, geht es Ihnen hoffentlich weitestgehend gut. Das kann sich aber schnell ändern, manchmal blitzschnell. Es genügt z. B., wenn Ihr Kind sich nicht an eine Regel hält, die Sie schon oft und mit Engelszungen erklärt haben. Sie können sich selbst nicht mehr hören und denken vielleicht: »Immer dasselbe Theater!« Sich ständig erfolglos wiederholen mag natürlich kein Elternteil, das nervt einfach. Wenn Sie aber darüber hinaus als Mutter oder Vater aus Ihrer eigenen Kindheit das Gefühl kennen, nicht gesehen, nicht gehört, nicht ernst genommen zu werden und Ihr Bedürfnis nach Selbstwert und Respekt verletzt worden ist, dann könnte eine solche kindliche Regelverletzung zu sehr intensiven, überwältigenden Gefühlen führen und natürlich auch im Verhalten sichtbar werden. Kurzum: Schwierige Situationen mit Kindern sind oft nicht nur deswegen so herausfordernd, weil sie lästig und anstrengend sind, sondern maladaptive Muster bzw. Schemata im Elternteil aktivieren. Die Mutter bzw. der Vater hat es dann quasi mit einer Doppelkonfrontation zu tun: das Kind mit seinem Problemverhalten (z. B. trotzig-oppositioneller Widerstand) einerseits, eine meist unbewusst konditionierte, schmerzvolle Erinnerung aus der eigenen Kindheit mit Ohnmachts- und Hilflosigkeitsgefühlen andererseits. Zusammengenommen ist diese Konfrontation eigentlich kaum besonnen zu meistern. Was wir vorschlagen möchten, ist, dass wir die verschiedenen Perspektiven der Konfrontation nacheinander besser verstehen, beginnend mit dem »Blick zurück«. Durch diesen in die Vergangenheit gerichteten Blick kommen wir zu Fragen wie: Welche Schemata liegen bei mir vor und woher kommen diese Muster? Und welche Bedürfnisfrustrationen liegen ihnen zugrunde?

Bitte schreiben Sie übersichtshalber in den kommenden Zeilen nochmals das Verhalten des Kindes auf, das Sie am meisten belastet (s. Abschn. 3.1).

Im folgenden Kasten finden Sie typische Gedanken, die prinzipiell von Situationen wie oben von Ihnen beschrieben ausgelöst werden können. Bitte suchen Sie einen bis maximal drei Gedanken heraus, die Ihnen in dieser besagten Situation (Problemverhalten des Kindes) durch den Kopf schießen. Markieren Sie die entsprechende Nummer.

Aussagen über sich selbst – Hinweise auf Negative Schemata

(1) Ich komme mal wieder zu kurz, bekomme keine Unterstützung, kein Verständnis.
(2) Bald werde ich (wieder) verlassen; früher oder später stehe ich alleine da.
(3) Ich muss verdammt aufpassen, um nicht ausgenutzt, belogen oder missbraucht zu werden.
(4) Ich bin einfach anders, die anderen verstehen mich nicht; ich gehöre nicht dazu.
(5) Ich bin so unfähig und peinlich, und die anderen werden es auch bald merken.
(6) Ich schaffe das alles nicht, die anderen sind einfach besser, ich werde eh versagen.
(7) Ich bin schwach und hilflos, ich kann nichts entscheiden und kriege auch nichts hin.
(8) Ich muss mich hüten, die Welt ist voller Gefahren, ich bin so verletzbar.
(9) Ich kann nicht ohne meine Familie und sie kann nicht ohne mich. Wir sind eins.
(10) Ich bin etwas ganz Besonderes, ich weiß schon alles, keiner hat mich zu belehren.
(11) Ich halte das nicht aus, das muss ich mir nicht antun, das soll ein anderer machen.
(12) Andere wissen es besser, die anderen sollen entscheiden, sie werden schon Recht haben.
(13) Ich gebe alles. Ohne mich bricht der Laden zusammen, die anderen brauchen mich einfach.

(14) Ich muss nach außen gut dastehen und anderen zeigen, was für ein toller Mensch ich bin.
(15) Wenn ich Gefühle zeige, unvernünftig oder kindisch bin, ist das nicht okay und akzeptabel.
(16) Nur wer hohe Leistung bringt, ist auch liebenswert. Das gilt für mich, aber auch für andere.
(17) Ich erwarte eher das Schlechte, und ich befürchte, es könnte auch noch schlimmer werden.
(18) Wenn ich einen Fehler mache, muss ich dafür auch bestraft werden. Strafe muss einfach sein.

Bitte tragen Sie die Nummern unten in Tabelle 7 in die linke Spalte ein und gehen die Aussagen oben im Kasten ein weiteres Mal durch: Denken Sie nun bitte an Ihre Eltern bzw. elterlichen Bezugspersonen zu der Zeit, als Sie ein Kind waren. Welche drei Gedanken spiegeln in Ihrer Erinnerung die Haltung Ihrer Mutter, Ihres Vaters und ggf. einer weiteren wichtigen elterlichen Bezugsperson wider? Bitte tragen Sie diese Zahlen in die mittlere Spalte von Tabelle 7 ein.

Wie am Beispiel der positiven Schemata (s. Abschn. 8.1), können Sie nun auch erste Vermutungen anstellen, mit wem Sie den einen oder anderen Gedanken teilen bzw. wer möglicherweise Einfluss auf Sie hatte, belastende Gedanken aufzubauen bzw. zuzulassen. Vergleichen Sie dazu wieder die Nummern und finden Sie Gemeinsamkeiten heraus.

Sie können auch hier noch versuchen, herauszufinden, wer auf großelterlicher Ebene Sie und / oder Ihre Eltern beeinflusst haben mag. Dafür müssten Sie bitte zu einem weiteren Durchgang oben im Kasten ansetzen und für jede großelterliche Person überlegen, welche maximal drei Gedanken die jeweiligen Personen in ihrer Lebensführung am ehesten beschreiben. Tragen Sie ggf. auch diese Nummern in die rechte Spalte von Tabelle 10 in das entsprechende Feld ein und vergleichen Sie dann erneut, ob es gleiche oder ähnliche Zuordnungen bzw. Nummerierungen gibt.

Hinweis: Achten Sie auch auf Nummern, die in der Nähe liegen, da »benachbarte« Aussagen meist ähnliche Inhalte aufweisen. In diesem Fall schauen Sie bitte noch mal in der obigen Auflistung der belastenden Gedanken nach, ob es sich tatsächlich um ähnliche bzw. vergleichbare Gedanken handelt.

Tabelle 7 Nummern von belastenden Gedanken für Sie selbst (linke Spalte), für die Ihrer Eltern bzw. wichtigen Bezugsperson (mittlere Spalte) und die für Ihre großelterlichen Bezugspersonen.

Belastende Gedanken in der Familie (1–18)		
Eigene negative Schemata (1–18)	Mutter	Mutter der Mutter:
		Vater der Mutter:
	Vater	Mutter des Vaters:
		Vater des Vaters:
	Andere Bezugsperson	Andere Bezugsperson:

Auch hier möchten wir Ihnen Begrifflichkeiten von negativen Schemata anbieten, die hinter den belastenden Gedanken stehen können. Es sei darauf hingewiesen, dass für eine genaue Bestimmung der eigenen maladaptiven Schemata wissenschaftlich fundierte Fragebögen vorliegen, die im Allgemeinen in der Schematherapie Anwendung finden können. Tabelle 8 zeigt Ihnen jedoch einen ersten Vorschlag, um welche Schemata es sich bei Ihnen und Ihrer Familie handeln könnte.

Tabelle 8 Nummerierung negativer Gedanken (siehe Kasten oben) und Benennung der negativen Schemata.

Nr.	Negative Schemata (1–9)	Nr.	Negative Schemata (10–18)
1	Emotionale Entbehrung	10	Anspruchshaltung & Grandiosität
2	Verlassenheit / Instabilität	11	Unzureichende Selbstkontrolle / -disziplin
3	Misstrauen und Missbrauch	12	Unterwerfung
4	Soziale Isolierung & Entfremdung	13	Selbstaufopferung
5	Unzulänglichkeit & Scham	14	Streben nach Zustimmung / Anerkennung
6	Erfolglosigkeit & Versagen	15	Emotionale Gehemmtheit
7	Abhängigkeit & Inkompetenz	16	Überhöhte Erwartungen und Standards
8	Anfälligkeit für Schädigungen / Krankheiten	17	Negativität & Pessimismus
9	Verstrickung & unentwickeltes Selbst	18	Bestrafen

Wir hoffen auch hier, dass die Zuordnung und Benennung der negativen Schemata einschließlich ihrer typischen Gedanken zu interessanten Hypothesen bzw. plausiblen Zusammenhängen führen kann.

Bitte schreiben Sie in den freien Zeilen unten nochmals in jede Zeile Ihr negatives Schema auf und danach die Personen, die dabei eine wichtige Rolle gespielt haben mögen.

____

____

____

Auswirkungen von Schemaaktivierung

Im Alltag können, wie oben beschrieben, nun verschiedene Schemata aktiviert werden, die zu starken emotionalen Reaktionen führen. Meist sind sehr starke Emotionen auf elterlicher Seite problematisch, wenn es darum geht, eine für das Kind angemessene und zielführende Lösung zu finden. Das Phänomen der Schema-Kollusion verdeutlicht die langfristigen Folgen von Schemaaktivierungen auch auf der Seite des Kindes.

Was ist Schema-Kollusion?

Unter diesem Begriff versteht man das problematische Zusammenspiel bzw. das wechselseitige Wirken von maladaptiven Schemata innerhalb familiärer Systeme.

Gut zu wissen

Schema-Kollusion

Die elterlichen Schemata können auf unterschiedliche Weise auf ihre Kinder übertragen werden: Tief verankerte Überzeugungen und emotionale Reaktionen der Eltern werden für das Kind hör- und spürbar – sie treten als Glaubenssätze oder gefühlsbezogene Bewertungen in Erscheinung. Das Kind übernimmt diese schemabedingten Sichtweisen der Bezugspersonen und integriert sie in sein eigenes Schemasystem. So kann beispielsweise die Überzeugung entstehen, dass anderen Menschen grundsätzlich zu misstrauen sei (Schema »Misstrauen«).

Kinder identifizieren sich außerdem mit ihren Eltern und übernehmen nicht nur deren Bewertungen, sondern auch deren emotionale Grundhaltungen. Sie orientieren sich an deren emotionalen Reaktionen und entwickeln ähnliche Gefühle (z. B. Schema »Unzulänglichkeit oder Versagen«).

Darüber hinaus fördern elterliche Schemata auch auf indirektem Wege die Herausbildung dysfunktionaler Schemata beim Kind: Ein Vater etwa, der unter dem Schema »Unzulänglichkeit / Scham« leidet, fühlt sich häufig verunsichert und verletzt. Um Konflikte zu vermeiden, verhält er sich übermäßig nachgiebig. Das Kind wiederum wird in einer egozentrischen Grundhaltung bestärkt und entwickelt das Schema »Grandiosität / Besonderssein« – gewissermaßen als komplementäres Gegenstück. In diesem Fall erfolgt die Übertragung nicht direkt, sondern über die Art der elterlichen Bewältigungsstrategien.

Mitunter entsteht beim Kind durch ein elterliches Schema (z. B. Verstrickung) ein gleichartiges, also kongruentes Schema. Ein betroffenes Kind erlebt sich dann etwa – wie im Fall der Mutter – nicht als eigenständige Person. Es hat Schwierigkeiten, sich selbst wahrzunehmen sowie eigene Bedürfnisse und Gefühle von denen der Mutter zu unterscheiden.

Wie oben beschrieben, können elterliche Schemata das Kind mittel- und langfristig im Aufbau eigener Schemata beeinflussen und in der Wechselwirkung ihrerseits auch die elterlichen Schemata verstärken. Auf diese Weise können schließlich Familienschemata entstehen, die von Generation zu Generation weitergegeben werden.

Es macht also Sinn, sich zu überlegen, was so eine Schemaaktivierung auf persönlicher Ebene, aber auch auf familiärer Ebene für Auswirkungen hat.

Es stellt sich die wichtige Frage: Was genau passiert dann in psychologischer Hinsicht mit Eltern in genau den Momenten, in denen sie »getriggert« werden, in denen die (negativen) emotionalen Knöpfe gedrückt werden? Davon handelt das kommende Kapitel 9, das nach einer allgemeinen Einführung in das Modus-Modell einführt und dabei den Scheinwerfer auf die innere Bühne richtet, erst der Kinder in Abschnitt 9.1., dann auf die der Eltern in Abschnitt 9.2.

9

Der Blick nach innen

Die Idee des Modus-Modells stammt aus der Teile-Arbeit bzw. der Gestalttherapie, die schon eine lange Tradition aufweist. Das Modell beschreibt unterschiedliche Zustände (Modi), in denen sich ein Mensch befinden kann, abhängig davon, welche Gefühle, Gedanken und Verhaltensmuster gerade aktiv sind.

Was ist ein Modus?

Ein Modus ist ein emotionaler Zustand oder Persönlichkeitsanteil, der in einem bestimmten Moment aktiv ist. Im Allgemeinen beinhaltet ein Modus ein spezielles Set aus Gedanken, Emotionen, Körperempfindungen und Handlungstendenzen.

Wir können uns einen Modus wie eine innere »Stimme« vorstellen, die z. B. sagt: »Gut gemacht!« oder aber auch »Puh, da hast du mal wieder versagt«. Ein Modus kann dann wie eine »Rolle« anmuten, in die man in einem Moment »hineinschlüpft« und sich gemäß dieser Rolle, also »modustypisch«, verhält: Je nach Situation kann dann ein spezieller Modus die Kontrolle für eine Handlung übernehmen und dazu führen, dass wir uns auf eine bestimmte Art und Weise verhalten.

Beispiel

- Wenn Sie sich traurig und hilflos fühlen, ist vermutlich der »Verletzte Kindmodus« aktiv, der Sie vielleicht weinen lässt.
- Wenn Sie sich dazu noch stark kritisieren (z. B. »Du bist eine schlechte Mutter bzw. ein schlechter Vater!«), »spricht« möglicherweise der »innere Kritikermodus« zu Ihnen, und Sie fühlen sich nicht nur traurig, sondern auch schuldig.
- Wenn es Ihnen aber nun gelingt, ruhig und besonnen, einfühlsam und klug mit sich und Ihrem Gegenüber umzugehen, dann hat vermutlich der »gesunde Erwachsenenmodus« das Kommando übernommen. Im Erziehungskontext sprechen wir auch gerne von dem »Fürsorge- und Anleitungsmodus«.

Das Modus-Modell kann uns also dabei helfen, sich die verschiedenen Anteile unserer Persönlichkeit bewusst zu machen und im Weiteren auch verdeutlichen, was die verschiedenen Modi wie z. B. das verletzbare Kind, der innere Kritiker oder der Fürsorge- und Anleitungsmodus brauchen. Besonders in einer emotional aufreibenden und anspruchsvollen Arbeit wie der Kindererziehung werden situationsabhängig die einen oder anderen Modi aktiviert, die hilfreich, aber auch u. U. nicht hilfreich für den Alltag sein können.

In der elternbezogenen Modusarbeit unterscheiden wir vier Hauptgruppen von Modi:

(1) **Kindmodi** sind Zustände, die emotional sehr »heiß« sind, wie z. B. das verletzliche Kind, wütende Kind, das impulsive Kind und weitere – meist werden sie aktiviert, wenn Grundbedürfnisse nicht angemessen befriedigt werden, insbesondere dann, wenn solche Bedürfnisfrustrationen in der Vergangenheit schon sehr oft aufgetreten sind und zu negativen Schemata geführt haben. Es gibt in dieser Gruppe aber auch den »glücklichen Kindmodus«, bei Eltern ist das dann der »glückliche elterliche Kindmodus«, in dem Eltern sich im Spiel mit dem Kind selbst wie ein spielendes Kind fühlen.

(2) **Kritiker-/Bestrafermodi** sind z. B. innere Stimmen, die einen selbst kritisieren bzw. bestrafen (»Du bist nicht gut genug« oder »Du müsstest bestraft werden« etc.). Solche Stimmen sind im Laufe der Kindheit und Jugend entstanden, weswegen sie auch »Eltern-Modi« genannt werden. Die Benennung deutet allerdings an, dass die Eltern des Kindes dafür verantwortlich sind. Tatsache ist jedoch, dass nicht nur Eltern wichtige Bezugspersonen für Kinder sind, sondern auch die Gesellschaft (z. B. Schule, Peers, Social Me-

dia) einen großen Einfluss auf die Kinder ausüben. Deswegen bevorzugen wir hier, diese Modi nach dem zu benennen, was sie tun, und nicht so sehr, woher sie kommen mögen.

(3) Bewältigungsmodi sind im Allgemeinen all die Anteile in uns, die prinzipiell das sichtbare Verhalten »produzieren« können. In der Psychotherapie werden sie – wenn sie emotionale oder Verhaltensprobleme nach sich ziehen – oft als Symptome bezeichnet. Die Verhaltensweisen und Emotionen, die dann auffällig erscheinen bzw. im Vergleich zu anderen »nicht normal« sind, können den drei Gruppierungen der *Unterwerfung, Vermeidung* und *Überkompensation* zugeordnet werden.

Ganz praktisch gesprochen gehen wir bei einem solchen Bewältigungsmodus davon aus, dass er bei Aktivierung eine schnelle »Lösung« des Problems verspricht und eventuell auch *kurzfristig* hilfreich ist. Wenn wir allerdings den *mittel- und langfristigen Effekt* des Modus betrachten, bleiben die tiefer liegenden Bedürfnisse meist unbefriedigt. Die Folge ist dann eine Zunahme bzw. Intensivierung des Problemverhaltens, da ja eben die Beweggründe für die Aktivierung eines Bewältigungsmodus überhaupt nicht verstanden bzw. berücksichtigt wurden (Stichwort: »The need behind« – was ist das tatsächliche Bedürfnis hinter dem Problem?).

(4) Fürsorge- und Anleitungsmodus (gesunder Erwachsenenmodus): Dies ist der Zielmodus in der Elternarbeit. In diesem Modus sind Eltern reflektiert und versuchen zu verstehen, welche grundlegenden und aktuellen Bedürfnisse das eigene Kind hat. Dieser Modus ist auch gut in Kontakt mit den eigenen elterlichen Bedürfnissen, wodurch die eigenen Gefühle besser versteh- und regulierbar werden. Letztlich verfügen Eltern in diesem Modus über emotional kluge Strategien bzw. Skripte für Krisensituationen in der Familie und ermöglichen dadurch, nicht nur ihrem Kind, sondern auch sich selbst zielführend die grundlegenden Bedürfnisse zu befriedigen.

Die Vielfalt des Selbst. In der englischsprachigen Literatur wird die Vielfalt des Selbst, also der Facettenreichtum einer Persönlichkeit, auch als »Multiplicity-of-the-Self« bezeichnet, d. h. jeder Mensch hat verschiedene Anteile bzw. Modi in sich, und alle Anteile zusammen bilden die Persönlichkeit eines Menschen. Wir können diesen Facettenreichtum durchaus positiv sehen, denn mit verschiedenen Anteilen haben Menschen auch verschiedene Möglichkeiten, sich in ihrer Welt so oder so zu fühlen und folglich sich auch so oder so zu verhalten.

Vorteil für Eltern. Die verschiedenen Anteile bzw. Modi können uns im Kinderzimmer sehr gelegen kommen, z. B. in Situationen, in denen das Kind mit wütendem Verhalten auftritt. Was braucht das Kind dann? Vielleicht eine Beruhigung seitens der Eltern, also Fürsorge, vielleicht auch eine Grenzsetzung und Konfrontation, also ein emotional gut reguliertes Feedback und letztlich Anleitung, wie es mit der Wut angemessen umgehen kann (ohne dass jemand einen Schaden nimmt)?

The Need Behind. Letztlich kommt es auf die hinter dem Verhalten bzw. hinter der Emotion stehenden Bedürfnisse an, wie eine Mutter oder ein Vater im besten Fall reagieren kann. Im o. g. Fall des wütenden Kindes – aber auch sonst im Erziehungsalltag – wäre sie oder er gut beraten, sowohl Fürsorge als auch Anleitung anbieten zu können. Wie viel von diesen beiden Komponenten (Fürsorge und Anleitung) nun das elterliche Verhalten beinhaltet, hängt sowohl vom konkreten Verhalten als auch von den Bedürfnissen des Kindes ab, eines ist jedoch gewiss: Eine elterliche Haltung, die beides enthält, in welchem Verhältnis auch immer, ist in den meisten schwierigen Erziehungssituationen der Schlüssel zum Erfolg. Dieser Schlüssel bzw. diesen »Schlüsselbund« hat eigentlich nur ein Modus: der Fürsorge- und Anleitungsmodus, und in diesem Modus können Eltern am besten die innere Bühne des Kindes betreten und die Bedürfnisse des Kindes verstehen und zielführend versorgen.

Das Ensemble stellt sich vor. Wir können also festhalten, dass alle Menschen verschiedene Anteile in sich haben, die ihr Fühlen, Denken und Handeln bestimmen und zum Ausdruck bringen. Diese Anteile sind die »Player des Alltags«, sie bilden das manchmal eventuell recht eigenwillige »Ensemble« desjenigen Theaters, das Sie allzu oft persönlich im Erziehungsalltag erleben. Mit diesem Bild vor Augen ist es hilfreich zu wissen, wer zu *Ihrem* »Ensemble« dazugehört und welche Anteile bei Ihrem Kind eine wichtige Rolle spielen. Wenn wir die inneren Akteure auf beiden Seiten besser kennengelernt haben, können Sie später auch ein passenderes Drehbuch erstellen, letztlich um das altbekannte Skript aus »Immer dasselbe Theater« in gewinnbringender Weise umzuschreiben. Lassen Sie uns mit den typischen Modi beim Kind beginnen.

9.1 Innere Bühne des Kindes

Wie oben ausgeführt, haben alle Menschen unterschiedliche Modi, also auch die Kinder. In den nachfolgenden Tabellen (angelehnt an Loose et al., 2024) finden Sie eine Auflistung der üblichen Modi in den verschiedenen Modus-Gruppen.

Hinweis. Wir wissen, es sind viele Informationen, aber lassen Sie sich von den vielen und möglicherweise ungewohnten Begriffen nicht abschrecken: Sie müssen das nicht »auswendig lernen« und können jederzeit zu diesen Tabellen zurückkehren, wenn Ihnen an späterer Stelle ein Modus interessant erscheint.

Kindmodi. Wir beginnen in Tabelle 9 mit den sogenannten Kindmodi (in den realen Kindern): Bei Aktivierung dieser Modi handeln und fühlen Menschen sich wie ein kleines Kind. Sie sind z. B. übermannt von den starken Gefühlen und zeigen diese im Allgemeinen auch. Bitte beachten Sie, dass auch wir Erwachsene Kindmodi in uns bzw. auf unserer inneren Bühne haben, die uns bei Aktivierung dann quasi mit »Kinderaugen« auf eine triggernde Situation oder Person schauen und fühlen lassen.

Tabelle 9 Kindmodi: In kursiv sind Benennungsvorschläge, wie die Modi umgangssprachlich auch benannt werden können, ganz nach Belieben der Person, die eben diesen inneren Zustand mithilfe der Modi benennen möchte

Kindmodi (können bei Kindern, aber auch bei Erwachsenen auftreten)
Modus des verletzlichen Kindes: *die / der kleine [Vorname], Verletzte, Traurige, Ängstliche, Sensible* **Merkmale:** allein gelassen, einsam, unverstanden, emotional überfordert, nicht gesehen, nicht gehört, evtl. missbraucht oder misshandelt, meist ausgeliefert, hilflos, ohnmächtig, wertlos, unsicher **Verhalten:** leidet häufig im Stillen, sucht aber Schutz und braucht Trost, schämt sich häufig, zieht sich dann eher zurück, vermeidet offene Aussprache; macht vieles mit sich selbst aus
Modus des ärgerlichen / wütenden Kindes: *die / der Ärgerliche bzw. Wütende* **Merkmale:** tief getroffen, frustriert, verärgert, unverstanden, missbraucht oder misshandelt **Verhalten:** genervt, aufbrausend, Zornausbrüche, bei Ärger ohne gezielte Absicht, jemandem zu schaden, bei Wut destruktives, zerstörerisches Verhalten bis hin zur Verletzung von anderen oder sich selbst

Kindmodi (können bei Kindern, aber auch bei Erwachsenen auftreten)

Modus des impulsiven Kindes: *die / der Impulsive, Unüberlegte, Unkontrollierte, Unbeherrschte*
Merkmale: impulsiv, unüberlegt, z. T. emotional aufbrausend, auf kurzfristigen Lustgewinn abzielend
Verhalten: impulsgesteuertes Handeln ohne Rücksicht auf sich oder andere Personen bzw. auf mögliche negative Konsequenzen

Modus des undisziplinierten Kindes: *die / der Ungezügelte, Bequeme, Verpeilte, Lustbetonte*
Merkmale: langweilige Aufgaben sind kaum aushaltbar, zu schwere Aufgaben werden u. U. vermieden, Lustprinzip steht im Vordergrund, Befriedigungsaufschub ist kaum möglich
Verhalten: Vermeidung von zu langweiligen oder anstrengenden Aufgaben, Ziele werden relativ aufgegeben, evtl. nachgiebiges Verhalten

Modus des verwöhnten oder egozentrischen Kindes: *die verwöhnte Prinzessin, der kleine König*
Merkmale: Erwartungshaltung, dass alle Wünsche erfüllt werden, anspruchsvoll, entsprechend »enttäuscht«, wenn andere diese Erwartung nicht erfüllen, fühlt sich vor den Kopf gestoßen.
Verhalten: unverschämtes Auftreten, fordernd, quengelnd, zeigt sich empört mit Hang zum Trotz oder starkem Ärger

Modus des glücklichen Kindes: *die / der Glückliche, Zufriedene, Happy me*
Merkmale: fühlt sich sehr zufrieden, vergnügt, wertgeschätzt, geliebt, mit anderen verbunden
Verhalten: ausgelassenes, unbeschwertes, glückliches In-Beziehung-Treten, lachen, spaßen, albern sein

Der Modus des glücklichen Kindes. Dieser Modus kann als lebenslange Ressource gesehen und in seiner Bedeutung für eine gesunde Lebensführung wohl kaum überschätzt werden. Das gilt auch und in besonderem Maße für Eltern, weil in diesem Modus das gemeinsame Familienglück, die Wärme und Verbundenheit direkt mit dem Kind geteilt werden kann (Bindungsbedürfnis von Eltern und Kindern gemeinsam).

Tabelle 10 Kritiker- bzw. Bestrafermodi: In kursiv sind Benennungsvorschläge, wie die Modi umgangssprachlich auch benannt werden können, ganz nach Belieben der Person, die eben diesen inneren Zustand mithilfe der Modi benennen möchte

Modus des inneren Kritikers / Bestrafers
Bestrafermodus: *die Selbst-Bestraferin, der Selbst-Ankläger, der Henker, die Masochistin* **Merkmale:** fortlaufende Selbstanklage, Gefühl, Strafe zu verdienen (wg. Unzulänglichkeit) **Gedanken / Verhalten:** harscher, abwertender, vernichtender »Tonfall« zu sich selbst mit dem Inhalt: »Du bist eine Schande, völlig unfähig, müsstest bestraft werden, bist alles schuld.«
Antreiber- oder Kritikermodus: *der Fordernde, die Antreiberin, der Drängler, die Kritikerin* **Merkmale:** Druckerzeugung mit weit überhöhten Standards, fühlt sich nicht gut genug, findet keine Ruhe; muss immer noch besser werden **Gedanken / Verhalten:** fühlt und verhält sich wie eine Getriebene, wie ein Galeerentreiber, herrscht sich selber an »Schneller, besser, effektiver« – »Du musst dich mehr anstrengen« – »Los, kämpfe, mehr davon!«

Die Kritiker- und Bestrafermodi können schon im Grundschulalter auftreten, z. B. wenn ein Kind sich schuldig fühlt, weil die Eltern bitterlich und lautstark streiten. Es denkt dann vielleicht, weil es ungehorsam gegenüber den Eltern war, ist es auch verantwortlich dafür, wie die Eltern streiten. Ein Kind, das nicht über seine Gefühle spricht oder niemanden hat, mit dem es darüber sprechen kann, kommt allzu oft zu dem Schluss: »Ich bin schuld, wenn sich Mama und Papa streiten.« Da hat dann der Anklage- bzw. Bestrafermodus zugeschlagen.

Es gibt aber auch Kinder im Vor- oder Grundschulalter, bei denen der innere Kritiker bzw. Bestrafer noch nicht entwickelt oder zumindest nicht sichtbar ist, z. B. wenn Kinder die Verantwortung für das eigene Verhalten zu 100 % ablehnen oder scheinbar auch eine Teilverantwortung nicht akzeptieren wollen. Ab dem Jugendalter haben eigentlich alle Menschen den inneren Kritiker grundsätzlich angelegt, z. B. wenn es um das Erreichen persönlicher Ziele und / oder das Selbstbild geht (»Bin ich erfolgreich, bin ich schön, bin ich cool genug?«).

Allgemein ist bei der Betrachtung des inneren Kritikers wichtig: Bis wohin können innere kritische Botschaften als noch »angemessen« und vielleicht sogar motivationssteigernd erlebt werden, bzw. ab wann können sie eher als ein Ausdruck des *Inneren Kritikers* bzw. *Antreibermodus* interpretiert werden?

Diese Frage ist nicht leicht zu beantworten und ist für Kinder, Jugendliche und Eltern gleichermaßen relevant. Dabei hat es sich im Beratungs- bzw. Therapiealltag als sinnvoll erwiesen, die Antwort mit den Ratsuchenden gemeinsam zu finden. Die Anlagen dazu sind schon in jedem Menschen vorhanden, gleichwohl ist der Fundus an klugen Skripten unterschiedlich ausgeprägt, je nach Alter und eigenen Erfahrungen. Wir können aber dabei helfen, damit jeder Mensch auf seinem Weg immer ein wenig klüger wird, was er braucht und was er nicht braucht. Im Zentrum stehen also nun die kompetenten Modi bei Kindern, Jugendlichen und Eltern.

Dabei möchten wir einen Modus hervorheben, der immer wieder Thema ist, z. B. wenn es sich um Verantwortungsübernahme und kluge Entscheidungen des Kindes dreht: der Clevermodus.

Gut zu wissen

Der Clevermodus als kluger Kopf des Kompetenz-Teams

In der Schematherapie beschreibt der Clevermodus einen gesunden, altersangemessen reifen Anteil der Persönlichkeit des Kindes bzw. Jugendlichen. Er entspricht dem »Gesunden Erwachsenenmodus«, ist jedoch auf das Entwicklungsalter des Kindes angepasst.

Der Clevermodus steht in einem wohlwollenden, schützenden Kontakt zu den inneren Kind-Anteilen, kann kritische oder antreibende innere Stimmen in Schach halten und dysfunktionale Bewältigungsmodi durch funktionale, also kluge und hilfreiche Modi ersetzen. Dafür lernt er unentwegt zu verstehen, welche Bedürfnisse eigentlich aus der Balance geraten sind. Wenn die Aufgabe zu schwierig wird, kann er sich Unterstützung holen. Dafür baut er sich idealerweise ein Netzwerk hilfreicher Personen auf (z. B. Eltern, Großeltern, Lehrer:innen, Freunde).

Aufgrund seiner Klugheit und Besonnenheit ist der Clevermodus der »Chef des inneren Teams« – ähnlich einem Kapitän, Dirigenten oder Mannschaftskapitän bzw. Trainer. Der Clevermodus trägt also die Verantwortung für das, was der Mensch im Verhalten zeigt. Er sitzt quasi im Chefsessel und muss aufpassen, dass kein anderer Modus ihm diese Chefrolle abnimmt. Dafür braucht zunächst einmal einen guten Überblick, was jeder Modus braucht und was für Aufgaben sie haben.

Clevermodus und sein Kompetenz-Team
Jeder erfolgreiche Mensch benötigt ein Team, auf das er sich verlassen kann. Auch der Clevermodus braucht ein Team, auf das er zählen kann, besonders wenn es sehr schwierige oder gänzliche neue Aufgaben meistern muss. Das Kompetenz-Team besteht u. a. aus den Ressourcen und Stärken, die das Kind im Laufe der Jahre aufgebaut hat (z. B. Modus des Teamplayers im Sport oder der Pferdeflüsterin beim Voltigieren oder Sudoku-Modus bei Eltern). Diese Modi bezeichnen dann einfach Fähigkeiten, die eine Person gelernt hat und die sein Selbstwertgefühl und die Selbstwirksamkeit erhöhen. Ebenso können imaginierte Helfer:innen zum Kompetenz-Team dazuzählen: Das sind z. B. positive Figuren, die durch die alleinige Vorstellung (Imagination) stärkend selbstwertstärkend wirken, z. B. ein weiser Mensch, ein beschützendes Tier, eine Lichtgestalt oder auch eine reale vertraute Person. Diese imaginierten Personen können dem Kind helfen, Sicherheit, Trost und Orientierung zu erleben und dadurch intensive Gefühle wir Angst oder Wut besser zu regulieren.

Kompetente Modi bei Kindern und Erwachsenen. Tabelle 11 gibt einen groben Überblick, was es mit den kompetenten Modi auf sich hat und wie sie in Erscheinung treten können. Diese Modi können prinzipiell auch bei Erwachsenen auftreten und wenn Sie an sich selbst und Ihren Erziehungsalltag denken, dann werden auch Sie sich vermutlich manchmal kompetente Modi wünschen. Diese Auflistung ist nicht erschöpfend und wir werden später noch sehen, welche zusätzlichen Ressourcen- und Kompetenzmodi wir für Sie und Ihr Kind finden können.

Tabelle 11 Gesunde und hilfreiche (adaptive) Modi, sowohl beim Kind als auch Erwachsenen; in kursiv mögliche Alternativbenennungen

Gesunde und hilfreiche Modi (bei Kind und Erwachsenen, hier Eltern)
Modus des kompetenten Kindes: *Clevermodus, die / der Kluge, Weise, Kompetente, Fitte* **Merkmale / Verhalten:** ist altersangemessen klug, besonnen, überlegt, kann die Perspektive wechseln, weiß im Grunde, was gut und hilfreich ist, weiß um seine Stärken, übernimmt Verantwortung **Verhalten:** zeigt sich überlegt, denkt nach, ist in Kontakt mit seinen Gefühlen, kann diese angemessen zum Ausdruck bringen, hat die Fähigkeit zur altersgemäßen Selbstbehauptung (Widerstandsfähigkeit), weist Frustrationstoleranz auf, zeigt Einsicht in Sinn und Anwendung von Regeln, Normen, Werten, wendet sich an andere, wenn Überforderung vorliegt (lässt Hilfestellung zu)

Gesunde und hilfreiche Modi (bei Kind und Erwachsenen, hier Eltern)
Modus des verinnerlichten fürsorglichen Peer / Elternteils: *die / der Fürsorgliche, Verantwortungsvolle, die Schützende, der innere Freund* **Merkmale / Verhalten:** Das Kind sorgt für sich selbst wie ein guter Elternteil, erlebt dies aber noch nicht als Selbstregulation, sondern noch deutlich als innere Begleitung, Lenkung, Tröstung, Selbstbeobachtung. Er dient der Aufrechterhaltung der Bindung, auch bei Abwesenheit des Freundes bzw. der Bezugspersonen.
Modus der verbündeten Beschützer: *der Verteidiger, die Fürsprecherin, der Anwalt, die Sich-Hilfe-Suchende, die Klug-Kontaktfreudige* **Merkmale / Verhalten:** Das Kind ruft diesen Modus als interne Instanz auf oder aktiviert auch in der Außenwelt ggf. externe Personen, auf der Suche nach Beistand und Unterstützung. Der Modus ermöglicht Autonomie als fantasierter Verbündeter, die / der bereit und imstande ist, das sich entwickelnde oder auch das verletzliche Kind mit guten Worten und Blicken zu beschützen, zu begleiten, zu trösten und zu verteidigen.

Dysfunktionale bzw. Bewältigungsmodi. Wenn die in Tabelle 11 genannten kompetenten Modi keine angemessene Lösung oder Strategie für eine spezielle Situation finden können und / oder wenn Menschen tatsächlich in sehr schwierigen und überfordernden Lebenssituationen leben, dann treten in der Regel sogenannte »dysfunktionale« Modi auf. Der Begriff dysfunktional bezieht sich auf die langfristige Zielerreichung, die mit dem Verhalten eingeleitet werden soll. Kurz- bzw. mittelfristig befriedigen dysfunktionale Modi die Bedürfnisse, langfristig zeigt sich der Modus jedoch für den Menschen als nicht funktional bzw. als nicht hilfreich für die Bedürfnisbefriedigung.

Im Allgemeinen werden diese Modi auch »Bewältigungsmodi« genannt, weil sie (kurzfristig) helfen, einen unangenehmen Zustand schnellstmöglich zu beenden oder die auslösende Situation so zu verändern, dass sie nicht mehr so unangenehm ist. Im schematherapeutischen Zusammenhang sprechen wir auch von den Untergruppen der *Überkompensation*, der *Erduldung* und *Vermeidung*. Wie oben bereits erwähnt, beziehen sich diese Begriffe auf die meist zuvor stattgefundene maladaptive Schemaaktivierung, die durch das Bewältigungsverhalten entweder überkompensiert, vermieden oder eben auch erduldet wird, falls die erstgenannten Strategien nicht möglich oder zielführend sind.

Gut zu wissen

Überkompensierende Modi bei Kindern

Kinder, die sich in einem überkompensierenden Modus befinden, zeigen häufig Verhaltensweisen, bei denen sie bewusst Regeln verletzen und / oder Normen infrage stellen bzw. ignorieren. Von einem überkompensierenden Modus sprechen wir immer dann, wenn aggressives, dominantes oder herausforderndes Verhalten vor allem dazu dient, ein tiefer liegendes, oft schemabezogenes Grundgefühl wie Angst, Unsicherheit, Hilflosigkeit, Frustration oder Ohnmacht möglichst schnell zu überlagern und dadurch den (seelischen) Schmerz zu bewältigen. Wenn dagegen die Ursache für das Verhalten eher in mangelnder Impulskontrolle und / oder in einer unlustbetonten und fehlenden Akzeptanz von Regeln liegt (»... macht kein Spaß!«), handelt es sich eher um eine stark ausgeprägte Form des impulsiven, egozentrischen oder undisziplinierten Kindmodus – also im Kindesalter um ein eher entwicklungsbedingtes, im Jugendalter eher um ein altersunangemessenes undiszipliniertes Verhalten. Auch in diesen beiden Fällen lohnt es sich immer, den verletzlichen Kindmodus mit zu berücksichtigen, da hinter undiszipliniertem oder impulsivem Verhalten oft Gefühle von Zurückweisung, Bestrafung oder Ausgeschlossensein stehen (»Das ist unfair« oder »Niemand mag mich«).

Diese Differenzierung ist besonders im Kindes- und Jugendalter hilfreich: Während impulsive und undiszipliniert wirkende Verhaltensweisen in der Regel Teil der normalen Entwicklung sind und vor allem eine geduldige, klare und zugewandte Anleitung brauchen, handelt es sich bei überkompensierenden Modi um dysfunktionale Strategien, die kurzfristig das Bedürfnis nach Kontrolle oder Autonomie befriedigen (»Ich setze mich jetzt durch«), haben aber langfristig oft negative Folgen – etwa das Gefühl von Einsamkeit, Ablehnung oder emotionaler Entfremdung (z. B. wenn sich die anderen aufgrund des dominanten, überkompensierenden Verhaltens zurückziehen).

Wir haben Ihnen die wichtigsten im Erziehungsalltag auftretenden Modi der Überkompensation in Tabelle 12 aufgeführt und kurz beschrieben. Diese Modi können prinzipiell bei Kindern auftreten, aber natürlich zeigen nicht alle Kinder alle aufgeführten Modi. Es handelt sich also um eine Gesamtauswahl von Modi. Wir möchten Sie deswegen so detailliert darüber informieren, damit Sie Ihr Kind mit seinem Problemverhalten wiederfinden und modusspezifisch einordnen können. Im weiteren Verlauf werden wir dann sehen, wie Eltern häufig auf diese Modi ihrer Kinder reagieren können, woraus sich dann nicht selten der sogenannte Modus-Clash entwickelt (siehe unten).

Tabelle 12 Bewältigungsmodi der Überkompensation (hier anhand von kindlichem Verhalten aufgelistet und erklärt; einzelne Modi können Eltern z. T. mit ihren Kindern im Alltag selbst erleben); in kursiv mögliche Alternativbenennungen.

Dysfunktionale Bewältigungsmodi: Überkompensation
Trotziger Verweigerer: *die / der Launische, der Anti-…, die Rebellin, der Sturkopf, die Widerspenstige* **Merkmale / Verhalten:** Das Kind verhält sich in diesem Modus oppositionell, demonstrativ widerspenstig, zeigt die »kalte Schulter« oder schmollt in der Hoffnung, damit andere unter Druck zu setzen (»Ich will, dass sich andere Mühe geben, sich abstrampeln und hilflos dastehen oder sich schuldig fühlen«).
Die / Der Dominierende: *die Kompromisslose, der Bestimmer, die Rechthaberin, der Dominator* **Merkmale / Verhalten:** Das Kind will immer bestimmen, reglementiert die Eltern, schränkt Gleichaltrige ein, zeigt sich willens- und durchsetzungsstark, pseudoautonom; wirkt lustbetont dabei; äußerlich kaum Leidensdruck, demonstriert allen seine / ihre »Stärke« und »Macht«. Es überschreitet auch Grenzen, um das zu erreichen, was es begehrt (Zuneigung, Lusterleben) und glaubt, dies nicht (schnell genug) zu bekommen.
Die / Der Perfekte: *die Perfektionistin, Mr. Perfect, die Alleskönnerin, der Alleswisser* **Merkmale / Verhalten:** Das Kind versucht in diesem Modus, sich vor wahrgenommenen oder realen Bedrohungen in Form von Kritik / Fehlern, Unglück oder Schuld zu schützen – durch extreme Anstrengung, alles richtig und perfekt zu schaffen, achtet bei sich auf kleinste Fehler, denkt viel und lange nach, kontrolliert sehr viel, setzt sich selber sehr unter Druck.
Zwanghafter Kontrolleur: *Jonny oder Joanna Controlletti, der Kontroll-Freak, die Polizistin* **Merkmale / Verhalten:** Alles wird kontrolliert, muss überprüft werden, z. B. ob die Dinge auch tatsächlich geschehen sind, fühlt sich für alles verantwortlich, klagt dann über zu viel Arbeit und / oder Schlampigkeit der anderen; neigt zur zwanghaften Kontrolle bis hin zu ausgeprägten Zwängen.
Misstrauischer Kontrolleur: *der Misstrauer, die Skeptikerin, »die-Welt-ist-schlecht«-Modus* **Merkmale / Verhalten:** Das Kind ist auffällig misstrauisch und neigt in einer paranoid gefärbten Weise zur Kontrolle und Abwehr von Nähe gegenüber potenziell verletzenden Personen; es sucht nach Beweisen für deren Feindseligkeit, kontrolliert deren Verhalten in der Erwartung, erneut betrogen oder hintergangen zu werden.

Dysfunktionale Bewältigungsmodi: Überkompensation

Selbstkasteiender Selbstbeschuldiger: *der / die Selbstbestrafer:in*
Merkmale / Verhalten: Jugendliche neigen z. T. zu übermäßigen Selbstbeschuldigungen oder Selbstbestrafungen, z. T. auch zu Selbstverletzungen oder massiven Selbstrestriktionen, wie sie z. B. bei Essstörungen öfter vorkommen. Diese Verhaltensmuster können sehr unterschiedlichen Modi zugeordnet werden und bedürfen einer sorgfältigen Analyse, damit sie angemessen behandelt werden.

Narzisstische Selbst-Überhöhung: *die Queen, der Boss, die Angeberin, der Chef, der / die Unfehlbare*
Merkmale / Verhalten: Verhält sich so, als habe er / sie besondere Rechte; als seien andere minderwertig bzw. Abschaum; geht in Wettstreit, hält sich für grandios, zeigt ausgeprägten Egoismus, wenig Empathie für andere, prahlt, um Bewunderung zu ernten oder sich selbst zu erhöhen

Dramatiker (Histrionischer): *der Übertreiber, die Schauspielerin, Drama-Kind / -Queen*
Merkmale / Verhalten: Übertriebene Suche nach Aufmerksamkeit und Bestätigung: interagiert und verhält sich dramatisch, wirkt dabei eher oberflächlich und effekthaschend, bei Jugendlichen ggf. auch flirtend oder sexualisiert

Einschüchterer: *die Unterwerferin, der Demütiger*
Merkmale / Verhalten: Dieser Modus macht anderen Kindern Angst, will sie unterwerfen und für seine / ihre Zwecke einsetzen und ein Gefühl der Stärke durch Macht erzeugen, z. T. auch mit eigener Belustigung.

Täuscher: *der Trickser, die Maske, der / die Blender:in*
Merkmale / Verhalten: Im Täuschermodus spielt das Kind anderen gezielt etwas vor, um vordergründige Ziele durchzusetzen (in den Diensten eines Kindmodus, z. B. des egozentrischen Kindes). Es lügt, stellt sich in ein gutes Licht, tut so, als ob.

Schikanierer, Angreifer: *der Ärgerer, die Stichlerin, der Gangster, die Provokateurin*
Merkmale / Verhalten: Andere werden ausgelacht, verhöhnt, gehänselt, schikaniert oder bedroht; evtl. attackiert das Kind aus Vergeltung andere in verbaler oder tätlicher Form, damit andere denselben Schmerz spüren, den es selbst erlebt hat. Eltern neigen in diesem Modus zur harschen Bestrafung.

Zerstörer: *der Killer, die Barbarin, der / die Unberechenbare*
Merkmale / Verhalten: Es geht um ein kaltblütiges Zerstören, Schädigen, Vernichten, Vandalismus, ab dem Jugendalter antisoziales Verhalten wie Raub, Brandstiftung, Entführung, Erpressung bis hin zur Tötung.

Nicht alle Kinder reagieren in herausfordernden Momenten mit überkompensierendem Verhalten. Letztlich spielen auch Persönlichkeitsfaktoren, wie Extrabzw. Introversion oder Verträglichkeit, eine Rolle (siehe Big-Five-Faktoren, Abschn. 6.1). Wichtige Faktoren für die Auswahl des jeweiligen Bewältigungsstils sind jedoch auch das Modelllernen (z. B. Eltern als Vorbild) und die Lerngeschichte des Kindes (Welche Bewältigungsversuche wurden in der Vergangenheit belohnt oder bestraft?).

Vermeidungsmodi bei Kindern

Vermeidungsmodi zeigen sich bei Kindern und Jugendlichen immer dann, wenn sie versuchen, unangenehme Gefühle wie Angst, Überforderung oder Unlust zu vermeiden oder zu dämpfen. Dies kann sowohl aktiv – durch Verweigerung oder Ausweichen – als auch passiv geschehen, z. B. durch Rückzug oder Ablenkung. Typische Situationen, in denen solche Modi auftreten, sind für die Betroffenen oft mit Überforderung, Unsicherheit oder Angst verbunden.

Wir denken dabei an Kinder, die sich sozial zurückziehen und viel Zeit allein verbringen (z. B. klassischer »Stubenhocker«), oder an Kinder, die sich durch übermäßiges Essen oder mit intensivem Videospiel beruhigen. In diesen Fällen wirkt das Verhalten oberflächlich wie ein Schutzmechanismus – tatsächlich verbirgt sich darunter jedoch häufig der verletzliche Kindmodus, der durch Vermeidung reguliert, abgelenkt oder sogar »getröstet« wird.

Ein hilfreiches Kriterium zur Unterscheidung, ob ein Kind gerade im Vermeidungsmodus oder im verletzlichen Kindmodus ist, kann die »emotionale Temperatur« des Verhaltens sein: Der Vermeidungsmodus wirkt eher »kalt« – distanziert, unbeteiligt oder gleichgültig. Der verletzliche Kindmodus hingegen zeigt sich eher »heiß« – mit deutlicher emotionaler Not, etwa durch Weinen, Angst oder Rückzug mit Leidensdruck. Nicht selten ist hinter dem Vermeidungsmodus ein verletzliches Kind, das dann erkennbar wird, wenn der Vermeidungsmodus unterbunden wird. Das Kind könnte während des Spielens kühl und abgeklärt wirken, nach elterlichem Einschreiten und Unterbinden weiterer Spielsequenzen jedoch weinen und Leidensdruck zeigen. Dann wird vielen Eltern oft klar, dass das Spielen des Kindes nicht nur Spiel-und-Spaß-Zeit ist, also ein angenehmer Zeitvertreib, sondern eher wie ein »Beruhigungsmittel« für sich selbst überlassene Kindmodi und deren Bedürfnisse ist.

In Tabelle 13 wenden wir uns nun denjenigen Modi zu, die eine Schemaaktivierung vermeiden wollen (Vermeidung). Die lange Liste lässt schon vermuten, dass wir sehr häufig – sowohl in der Beratung und Therapie, aber auch im Alltagskontakt – mit diesen Modi zu tun haben. Ihnen gemeinsam ist, dass sie Schutz vor zu großer Belastung herstellen und / oder unangenehme Situationen schlichtweg vermeiden möchten, aus welchen Gründen auch immer.

Tabelle 13 Bewältigungsmodi der Vermeidung (hier anhand von kindlichem Verhalten aufgelistet und erklärt; einzelne Modi können Eltern z. T. mit ihren Kindern im Alltag selbst erleben); in kursiv mögliche Alternativbenennungen

Dysfunktionale Bewältigungsmodi: Vermeidung
Distanzierter Beschützer: *die Coole, der Zensor, innerer Bodyguard, gleichgültige Beschützerin* **Merkmale / Verhalten:** Zieht sich durch emotionale Distanzierung vom Leid zurück. Emotionen scheinen abgestellt, Kontakt zu anderen Menschen wird emotional nur flach hergestellt, betont kopfgesteuert, wird z. T. auch als innere Leere und starke Langeweile beschrieben, geht häufig mit Vermeider einher (s. u.), manchmal auch mit einer Überbetonung von Unabhängigkeit und Eigenständigkeit, um in der Nähe zu anderen nicht verletzbar, abhängig oder unsicher zu sein.
Vermeider: *die Aus-dem-Weg-Geherin, Kein-Bock-, Mir-doch-Egal-, keine-Ahnung-Modus* **Merkmale / Verhalten:** Das Kind vermeidet passiv oder aktiv Konfrontationen bzw. Situationen, die Angst, Ärger, Traurigkeit und Unbehagen auslösen könnten. Es umgeht aktiv Schemaaktivierungen, weicht Fragen, Themen und Situationen auch mit Vorwänden / Ausreden aus. Zeigt eine Null-Bock-Haltung, Unterstützungsangebote werden eher zurückgewiesen, das Handeln wirkt roboterhaft.
Grübler: *die Widerkäuerin, »Ich-denk-noch-einmal-drüber-nach«-Modus* **Merkmale / Verhalten:** In diesem Modus neigen Kinder / Jugendliche zum kognitiven Ruminieren (Wiederkauen) – auf der Suche nach Lösungen und Kontrolle über negative Emotionen oder Ereignisse. Sie vermeiden das starke Aufkommen von Ärger oder Schmerz bei Schemaaktivierung durch Kopfkontrolle, zeitlich orientiert auf die Zukunft oder Vergangenheit als ständige Sorge oder Gedankenkreisen.
Dissoziierter Beschützer: *der Wegbeamer; der Hypnotisierte, Abwesende, Tagträumer* **Merkmale / Verhalten:** Das Kind wirkt in diesem Modus geistig abwesend, wie weggetreten, hochgradig verträumt, kommt von selbst kaum »zurück«, muss laut angesprochen oder energisch aktiviert werden; wirkt wie hypnotisiert; zeigt nicht immer Leidensdruck.

Dysfunktionale Bewältigungsmodi: Vermeidung

Regressives Kind: *der Sich-klein-Stellende, große Kleine, »Möchte-nochmal-klein-sein«-Modus*

Merkmale / Verhalten: Dieses Kind gibt sich inkompetent und klein, unfähig, Aufgaben zu bewältigen, sucht unnötig Hilfe, vermeidet oder verweigert Anforderungen, die es bereits gelernt hat bzw. beherrschen könnte.

Klagsamer Beschützer: *die / der Klagende, Kränkelnde; beleidigte Leberwurst, die Quenglerin*

Merkmale / Verhalten: Das Kind klagt oft, z. B. über körperliche Beschwerden, Probleme anderer, das Unrecht in der Schule, zuhause und in der Welt, es zeigt sich bedrückt, spürt evtl. nur diffusen Schmerz oder zieht sich beleidigt zurück (»Immer bin ich schuld!«). Oder es sucht aktiv nach Fehlern bei anderen, um die Sicht auf die eigenen Unzulänglichkeiten oder tiefer liegende Gefühle des verletzten Kindes zu vermeiden.

Ärgerlicher Beschützer: *der Genervte, die Meckerziege, der Abstandhalter, die Nörglerin*

Merkmale / Verhalten: Das Kind stellt durch Zeigen von Ärger Distanz zu Menschen und Emotionen her, es schimpft über das Gegenüber, über andere Personen oder äußert frustrierende Umstände, wenn eigentlich eigene Probleme oder Schwierigkeiten thematisiert werden sollten. Der Ärger wirkt nicht »echt«, eher als Druck- oder Distanzierungsmittel (»Lasst mich in Ruhe, dann lass ich euch auch in Ruhe«).

Distanzierter Selbstberuhiger oder Stimulator: *die Ablenkerin, der Internetverstecker, Multi-Player*

Merkmale / Verhalten: Die Kinder / Jugendlichen schalten Gefühle aus, indem sie sich mit Dingen beschäftigen, die besänftigend oder stimulierend wirken, z. B. durch suchtartiges Verhalten, Computerspiele, übermäßiges Essen und Arbeiten, Fernsehen. Bei Jugendlichen umfasst dies auch Alkohol- und Drogenkonsum sowie Promiskuität oder Pornografiekonsum, Glücksspiel, Risikosport.

Hyperaktiver Beschützer: *die / der Umtriebige, Hochtourige, Manische, exzessiv Kontaktsuchende*

Merkmale / Verhalten: Das Kind geht in diesem Modus negativen Gefühlen aus dem Weg, indem es sich exzessiv um seine Umgebung »kümmert«; es scheint vor Ideen zu sprühen und wird nicht müde, dies allen zu zeigen. Es arbeitet ohne Ende, als Erwachsener wie ein Workaholic. Es sucht nach Stimulation, um dem unterstimulierten Kindmodus zu »helfen«, wirkt oft gehetzt, scheinbar freudig, aber auch leicht reizbar.

Dysfunktionale Bewältigungsmodi: Vermeidung

Ablenkender Spaßmacher: *der Clown, die Quatschmacher, Überspieler*
Merkmale / Verhalten: Das Kind geht in diesem Modus negativen Gefühlen aus dem Weg, um sich und andere von negativen Empfindungen (z. B. Versagen) abzulenken oder sich positiv zu stimulieren (bei Langeweile). Es albert extrem, macht übertriebene und für die jeweilige Situation unangemessene Witze, bekommt dafür z. T. kurzfristige Beachtung und Aufmerksamkeit.

In der letzten Gruppe von Bewältigungsstrategien möchten wir die Erdulder- und überangepassten Modi thematisieren.

Erduldende Modi: Überanpassung und Unterwerfung

Der Modus des erduldenden oder sich unterwerfenden Kindes tritt dann auf, wenn Kinder sich hilflos ausgeliefert fühlen. Das kann z. B. gegenüber übermächtig wirkenden oder bedrohlich erlebten Bezugspersonen wie Eltern, gesellschaftlichen Strukturen wie Schule oder auch Gruppen von Gleichaltrigen der Fall sein. In diesem Zustand neigen Kinder (später auch Erwachsene) dazu, unangenehme oder schmerzhafte Erfahrungen widerstandslos hinzunehmen. Sie ordnen sich bereitwillig unter, selbst wenn dies mit innerem Unbehagen oder negativen Emotionen verbunden ist.

Das Verhalten zeigt sich oft in Form von übermäßiger Anpassung und dem Verzicht auf eigene Bedürfnisse oder Grenzen, meist aus Angst vor Zurückweisung und Isolation oder Strafen bzw. Konflikten. Das Kind lernt, schwierige oder belastende Situationen auszuhalten und zu ertragen, ohne sich zu wehren oder Hilfe einzufordern. Nicht selten gehen solche Bewältigungsstrategien mit psychosomatischen Beschwerden einher. Typische Symptome sind z. B. Bauchschmerzen, Übelkeit oder Erbrechen, für die sich keine körperlichen Ursachen finden lassen. In manchen Fällen entwickeln sich frühe Anzeichen depressiver Symptome wie anhaltende, gereizte Traurigkeit, emotionale Labilität, Essstörungen, Schlafprobleme, sozialer Rückzug oder ein deutlicher Leistungsabfall in der Schule. Nicht selten werden auch Hobbys vernachlässigt. In schwereren Fällen können auch Selbstverletzungen (z. B. Ritzen) und / oder prä-suizidale Gedanken auftreten. Bitte suchen Sie im Falle von depressiven Symptomen direkt professionelle Hilfe auf, z. B. in Ihrer Kinderarztpraxis oder in psychotherapeutischen Praxen für Kinder und Jugendliche (siehe Anhang »Noch mehr Information).

Tabelle 14 beschreibt die Bewältigungsmodi der Erduldung. Sie werden dort anhand von kindlichem Verhalten aufgelistet und erklärt; einzelne Modi können Eltern z. T. bei ihren Kindern im Alltag selbst erleben.

Tabelle 14 Bewältigungsmodi der Erduldung und Überanpassung in kursiv mögliche Alternativbenennungen

Dysfunktionale Bewältigungsmodi: Erdulden und Überanpassung
Erdulder / Dulder: *die Erstarrte, der Ja-Sager, Pleaser-Modus* **Merkmale / Verhalten:** Das Kind verhält sich passiv, unterwürfig, gehorsam, resignierend, lässt sich ohne Gegenwehr hänseln, auslachen, quälen; möchte um jeden Preis zur Gruppe gehören bzw. angebunden sein.
Anbiederer: *die / der Angepasste, sich Anbiedernde, der Diener, die Mitläuferin* **Merkmale / Verhalten:** Ordnet sich aktiv unter, biedert sich an, lädt andere ein, sich selbst lächerlich zu machen, sucht die »Stärke« anderer, um sich selbst stark zu fühlen, lässt sich bereitwillig dominieren; Akzeptanz von Dominanz- und Überlegenheitsgesten Ranghöherer. Manche Kinder und Jugendliche täuschen dabei auch anderen vor, dass es ihnen gut geht, wenn sie leiden oder gar Opfer von Gewalt sind. Sie stellen sich aktiv für eine untergeordnete Rolle zur Verfügung und lassen sich »benutzen«, um noch die Bindung zu erhalten oder Kontrolle über eine bedrohliche Situation zu bekommen.
Aufopfernder überfürsorglicher Helfer: *der Super-Helfer, die Retterin, der Kümmerer.* **Merkmale / Verhalten:** Engagiert sich bis zur Selbstaufopferung überfürsorglich um andere, indem er / sie sich den expliziten oder impliziten Erwartungen oder Appellen anderer unterwirft, vermeidet damit Schuldgefühle (bei parentifizierten Kindern oder mitleidenden und / oder bedürftigen Eltern). Eventuell sucht das Kind auch die Helferposition bei schwächeren Personen, um Wertschätzung zu erfahren oder gesehen zu werden; dafür nimmt es die Last der Überanpassung in Kauf.
Erstarrter: *die Schweigerin, das Opossum, die / der Erstarrte* **Merkmale / Verhalten:** Hält still, starr und schweigsam, um von bedrohlich erscheinenden Personen in Ruhe gelassen zu werden, macht sich unsichtbar

Gut zu wissen

Was ist bei Kindern noch normal?

Um zu verstehen, wie unbedenklich oder problematisch bestimmte Verhaltensweisen von Kindern und Jugendlichen sind, hilft es, die Auffälligkeiten auf einer Skala einzuordnen: von »ein bisschen« bis »sehr stark«. Denn nicht jedes auffällige Verhalten oder jede unangenehme Emotion ist besorgniserregend oder bedeutet etwas Schlechtes. Manche Verhaltensweisen, die wie eine dysfunktionale Bewältigungsstrategie aussehen, können in leichter Form sogar nützlich sein.

Beispiel Unterordnung: In einem gesunden Maß kann Unterordnung bedeuten, dass ein Kind in der Lage ist, Regeln zu akzeptieren, Kompromisse einzugehen, Frustrationen altersangemessen auszuhalten oder sich an neue Situationen anzupassen. Solche Fähigkeiten sind wichtig im Alltag und können bei Kindern und Jugendlichen sogar ein Zielverhalten sein, um sich flexibel und unkompliziert in verschiedenen Lebensbereichen einzuordnen.

Ziel in der Erziehung
Es ist deshalb in der Erziehung das Ziel, die Bedürfnisse der Kinder richtig zu verstehen (z. B. Bindung und Autonomie) und mithilfe des kindlichen *Clevermodus* – also dem inneren, klugen und selbstbewussten Anteil des Kindes – hilfreiche Strategien zu entwickeln, um flexibel und situationsangemessen die bestmögliche Lösung für schwierige Situationen zu finden.

Nachdem wir nun Modi bei Kindern genauer angeschaut haben und Sie vermutlich Ihr Kind in der einen oder anderen Modusbeschreibung wiedererkannt haben, möchten wir nochmal zu Ihnen als Eltern zurückkehren. Es ist mehr als nachvollziehbar, dass Kinder ihre Eltern mit all ihren Gefühlen, Gedanken, Ideen und Impulsen erreichen möchten. Allerdings kann das Verhalten der Modi, so wie oben beschrieben, auch sehr anstrengend für Eltern werden, besonders wenn man nicht versteht, warum die Kinder dies oder jenes tun. Wenn Eltern dann auch noch Zielscheibe der Emotion selbst werden (z. B. »Du hast mir gar nichts zu sagen, hau ab!«), dann ist es besonders schwer, die Nerven zu behalten und fürsorglich-anleitend dem Kind zur Seite zu stehen. Darum macht es auch Sinn, dass wir uns typische elterliche Reaktionen auf kindliches Verhalten vor Augen führen.

9.2 Innere Bühne der Eltern

Wenn wir das Modus-Modell für Kinder beleuchten, macht es in einem Elternbuch wie diesem natürlich auch Sinn, über Modi zu sprechen, die die Eltern betreffen und prinzipiell im Erziehungsalltag auftreten können. Wir orientieren uns an der Grundstruktur der Modi bei Kindern aus Abschnitt 9.1 und skizzieren entlang der vier Modus-Gruppen, welche Modi wir regelmäßig bei Eltern vorfinden. Tabelle 15 zeigt nochmals einen Überblick über die bereits besprochenen Modi bei Kindern.

Tabelle 15 Übersicht der gängigen Modi, gruppiert nach Kind- und Eltern- / Peermodi (oben links und rechts) sowie darunter die kompetenten Modi des Kindes. Darunter befinden sich die dysfunktionalen Modi, die sich wiederum in Überanpassung / Zulassen, Vermeidung und Überkompensation gruppieren lassen.

I. Kindmodi	II: Dysfunktionale Eltern- oder Peermodi
• Verletzliches Kind • Ärgerliches, wütendes Kind • Impulsives Kind • Undiszipliniertes Kind • Verwöhntes oder egozentrisches Kind • Glückliches Kind	• Nach innen strafender Elternteil / Peer • Nach innen fordernder Elternteil / Peer • Nach außen strafender Elternteil / Peer • Nach außen fordernder Elternteil / Peer
III. Modi des kompetenten Kindes	
• Modus des kompetenten Kind (Clevermodus) • Modus des internalisierten fürsorglichen Peer / Elternteils • Modus der verbündeten Beschützer	
IV. Dysfunktionale Bewältigungsmodi: A. Überanpassung / Zulassen	
• Erdulder / Dulder • Anbiederer	• Aufopfernder überfürsorglicher Helfer • Erstarrter

B. Vermeidung	
• Distanzierter Beschützer • Vermeider • Grübler • Dissoziierter Beschützer • Regressives Kind • Klagsamer Beschützer	• Ärgerlicher Beschützer • Distanzierter Selbstberuhiger oder -stimulator • Hyperaktiver Beschützer • Ablenkender Spaßmacher • Depressiver Beschützer
C. Überkompensation	
• Trotziger Verweigerer • Der Dominierende • Der Perfekte • Zwanghafter Kontrolleur • Misstrauischer Kontrolleur • Selbstkasteiender Selbstbeschuldiger	• Narzisstische Selbst-Überhöhung • Dramatiker • Einschüchterer • Täuscher • Angreifer, Schikanierer • Zerstörer

Bei uns Erwachsenen und damit auch bei Ihnen als Eltern können prinzipiell auch alle oben genannten Modi auftreten. Tatsächlich finden wir im Allgemeinen auch viele Überlappungen zu den Modi, die wir bei Kindern beobachten.

Gruppe der Kindmodi

Bei dem Begriff »Kindmodus« denken wir schnell an Modi der realen Kinder, allerdings ist hier gemeint, dass auch wir Erwachsenen, insbesondere in der Elternfunktion, dieselben Modi kennen und aktivieren können.

Beispiel

Welche Mutter war nicht schon mal verletzt oder traurig, wenn ihr Kind sie mit einer wüsten Beschimpfung vor den Kopf gestoßen hat? (Verletzlicher Kindmodus)

Oder welcher Vater war nicht schon mal frustriert und ärgerlich, wenn das Kind zum wiederholten Male wichtige Regeln scheinbar bewusst missachtet hat? (ärgerlich-frustrierter Kindmodus).

Aber auch die anderen genannten Modi aus der Kindmodus-Gruppe sind bei Eltern nicht ungewöhnlich, z. B. bei impulsivem, undiszipliniertem oder egozentrischem Verhalten.

Und, nicht zu vergessen: Sicherlich haben Sie auch schon sehr schöne Momente mit Ihrem Kind erlebt, z. B. als es Sie in positiver Weise überrascht hat und/oder Sie zum Lachen gebracht hat. Wir nennen diesen Zustand den *Glücklichen elterlichen Kindmodus*, von dem eigentlich keine Mutter und kein Vater genug haben kann.

Wichtig

Kindmodi sind emotional stark aktivierende Modi bzw. Zustände, die für Kinder genauso gelten wie für erwachsene Bezugspersonen. Mit diesen Kindmodi gut in Kontakt zu sein, sie wohlwollend zu akzeptieren und die dahinterliegenden Bedürfnisse zu verstehen, ist vermutlich eine der wichtigsten Aufgaben von Eltern, die sie den eigenen Kindern beibringen können: Das gilt für das eigene innere Kind, aber auch für das reale Kind.

Loblied auf die Kindmodi. Dass auch die nicht so angenehmen emotionalen Zustände wie Traurigkeit und Ärger immer wieder auch bei Eltern auftreten, ist normal. Es ist zwar manchmal nicht so angenehm, ist aber durchaus nützlich. Schließlich erfahren wir darüber, dass mit unseren Bedürfnissen etwas nicht stimmt (siehe Kap. 5).

Kindmodi bei Eltern können sogar sehr förderlich sein, z. B. wenn es darum geht, den eigenen Kindern ein gutes Modell im Umgang mit solchen emotionalen Augenblicken zu sein. Sie machen uns menschlich und befähigen uns zu Empathie und emotionaler Tiefe. Ohne Kindmodi keine emotionale Beziehung, keine emotionale Nähe, keine authentische Verbundenheit, auch nicht zu unseren Liebsten.

Insofern möchten wir Sie ermutigen, diese Modi nicht als »kindisch« zu betrachten oder als »Kinderkram« abzutun. Letztlich sind es diese Kindmodi, die auch uns erwachsenen Menschen das Leben schöner und lebenswerter machen und vor allem uns in die Lage versetzen, für unsere Kinder da zu sein, das emotionale Selbstverständnis und den Selbstwert zu stärken, kurzum: sie gut auf ihrem Weg zu begleiten, bis sie selbst erwachsen werden.

Gruppe der Inneren Kritiker- und Bestrafermodi

Aus den vorangegangenen Beschreibungen (s. Abschn. 9.1) wissen Sie bereits, dass innere Kritiker und Bestrafer wie Gedanken über sich selbst oder innere Stimmen sind, die sehr streng oder hart mit einem selbst sprechen. Sie entstehen oft aus Erfahrungen in der Kindheit – zum Beispiel, wenn man als Kind viel kritisiert, beschämt und/oder bestraft wurde. Diese inneren Stimmen wachsen sich nicht von selber aus; sie leben – wenn sie nicht gestoppt bzw. entmachtet werden – »im Inneren« weiter und können einen Menschen bis ins hohe Alter begleiten.

Der innere Kritiker sagt z. B.: »Du bist nicht gut genug.« »Das schaffst du sowieso nicht.« »Du hättest dich mehr anstrengen müssen.« »Andere sind besser als du.« Er bewertet also einen Menschen meist mit sehr hohen Maßstäben; er vergleicht, macht Druck und sorgt dafür, dass sich der Mensch klein, unsicher oder schuldig fühlt. Kennen Sie das? Eventuell kommen Ihnen solche Gedanken auch manchmal im Erziehungsalltag. Manchmal kommt es auch noch schlimmer, dann nehmen solche Gedanken oder Stimmen auch bestrafenden Charakter an.

Der innere Bestrafer. Dieser ist nicht nur kritisch und antreibend, sondern harsch, entwertend und zutiefst verletzend. Er sagt zum Beispiel: »Du hast es nicht verdient, glücklich zu sein.« »Du bist schlecht, schäme dich.« »Du hast es verdient zu leiden, weil du etwas falsch gemacht hast.«

Was daraus folgt. Bei Eltern können diese Kritiker- oder Bestrafermodi große Verunsicherungen im Erziehungsalltag verursachen. Wenn solche Botschaften und inneren Stimmen auf Eltern einprasseln und sie sich verständlicherweise verletzt und niedergemacht fühlen (verletzlicher Kindmodus der Eltern), fühlen sie sich oft elend, minderwertig und voller Schuld- und Schamgefühle. Das eigene (reale) Kind bemerkt dann oft, dass mit der Mutter oder dem Vater etwas nicht stimmt, dass es ihr oder ihm nicht gut geht, weiß aber nicht, was dahintersteckt. Häufig führt dieser unausgesprochene, belastende elterliche Zustand dann beim Kind zu Zweifel, ob es überhaupt willkommen ist, ob es geliebt wird oder ob es eventuell die Eltern irgendwie enttäuscht und unglücklich gemacht hat. Ein Kind mit solchen Gedanken und Ängsten entwickelt häufig Schuldgefühle (»War ich nicht lieb? Ist es meine Schuld?«) und hat dann seinerseits Angst oder schämt sich, seine Gefühle mit den Eltern zu teilen.

Folgen für das Kind und die Eltern. Es ist selbstredend, dass solche unausgesprochenen Gefühle beim Kind nicht nur Verunsicherungen, sondern tiefe Verletzungen verursachen können, und dass die Eltern im Gegenzug das Kind als nicht glücklich erleben, was wiederum negative Auswirkungen auf die Eltern haben kann (Kritiker: »Siehst du, wie unglücklich dein Kind ist!«; Bestrafer: »Du hättest nie Kinder bekommen dürfen!«). Eine Abwärtsspirale kommt in Gang, in der sich Eltern und Kind emotional zunehmend voneinander distanzieren und sich auf der Beziehungsebene entfremden. Das Bindungsbedürfnis kann also massiv leiden, auf beiden Seiten. Das Problem sind dann aus unserer

Sicht nicht die Eltern und gewiss auch nicht das Kind: Das Grundübel liegt bei den verinnerlichten kritischen und / oder bestrafenden Stimmen der Eltern, die sich – meist beginnend in der eigenen Kindheit – im Laufe des Erwachsenwerdens »eingenistet« haben und nun auch in der eigenen Elternrolle als »normal« betrachtet werden (»So bin ich halt, ich will ja nur das Beste für mein Kind«). Wenn diese Haltung bestehen bleibt (»Mein Kind verdient die beste Mutter / den besten Vater der Welt, und ich treibe mich dorthin, das auch zu schaffen«), kann eine sehr schädliche Dynamik zwischen Eltern und Kind entstehen, bei der beide Seiten sich als »nicht gut genug« fühlen und sich ausgesprochen oder unausgesprochen gegenseitig dafür die Schuld geben.

Innere Kritiker / Bestrafer schwächen den Fürsorge- und Anleitungsmodus. Es gibt aber noch ein weiteres Problem, wenn diese inneren kritischen oder abwertenden Stimmen auftauchen: Sie beeinträchtigen das Selbstwirksamkeitsgefühl, dem Kind gegenüber in schwierigen Momenten eine zuverlässige Stütze zu sein. Eltern können dann weniger gut authentisch und fürsorglich für das Kind da sein, ebenso wenig können sie die oft notwendige Anleitung gewährleisten, die dem Kind Bodenhaftung und Sicherheit gibt.

Wenn Sie solche übermäßig kritischen und vielleicht auch selbstbestrafenden Gedanken von sich kennen, haben Sie einen wichtigen Schritt getan, indem Sie dieses Buch lesen und aktiv damit arbeiten. Im weiteren Verlauf werden Sie erfahren, wie Sie diese schrittweise entmachten können. Das wird Ihnen selbst und Ihrem Kind guttun.

Angemessene versus überzogene Erwartungen. Eine interessante Diskussion mit Eltern im Beratungs- bzw. Coachingalltag ist häufig, bis wohin elterliche Erwartungen und Anforderungen an das Kind bzw. an sich selbst noch als »angemessen« bezeichnet werden können (kompetenter, reflektierter Modus) bzw. ab wann sie eher als ein Ausdruck des *Inneren Kritikers* bzw. des *Antreibermodus* interpretiert werden können. Diese Frage ist pauschal schwierig zu beantworten und für jede Familie im Einzelfall zu betrachten: Schließlich können auch Großeltern bzw. Familientraditionen eine Rolle spielen. Auch die Lerngeschichte und gesellschaftliche Normen können dabei wichtig sein und nicht zuletzt ist auch der Kulturkreis, aus dem eine Familie stammt bzw. in der sie lebt, nicht unerheblich. Wir benötigen für die Frage, was ist angemessen, was ist überzogen, einen klugen Kopf und damit eine Fähigkeit, die wir dem Modus des kompetenten Elternteils bzw. Fürsorge- und Anleitungsmodus zuordnen.

Wichtig

Modus des kompetenten Elternteils (Fürsorge- und Anleitungsmodus): ***die/der kompetente und kluge Mutter/Vater, die/der Weise***

Wenn Sie sich im Modus des kompetenten Elternteils befinden – dem sogenannten Fürsorge- und Anleitungsmodus – nehmen Sie die Rolle einer klugen, weisen Mutter oder eines ebenso weisen, kompetenten Vaters ein. In diesem Zustand handeln Sie besonnen, überlegt und mit einem klaren Blick für das, was Ihr Kind wirklich braucht. Sie sind in der Lage, die Perspektive Ihres Kindes einzunehmen und erkennen, was in der jeweiligen Situation hilfreich und unterstützend ist. Gleichzeitig sind Sie sich Ihrer eigenen Stärken bewusst und bereit, Verantwortung zu übernehmen – sowohl für Ihr Kind als auch für sich selbst. Sie stehen dabei in gutem Kontakt mit Ihren eigenen Gefühlen und können auch die Emotionen Ihres Kindes wahrnehmen und einordnen. Sie verstehen Ihre Gefühle vor dem Hintergrund Ihrer frustrierten Bedürfnisse (Need-behind-Konzept) und können Ihre Gefühle und Ihre Bedürfnisse situativ angemessen ausdrücken. Dabei zeigen Sie sowohl Fürsorglichkeit als auch eine klare, orientierende Haltung. Ihre Widerstandsfähigkeit zeigt sich darin, dass Sie Frustrationen aushalten können, ohne die Beziehung zu gefährden. Sie setzen angemessen Grenzen, ziehen nachvollziehbare Konsequenzen und vermitteln den Sinn von Regeln, Normen und Werten so, dass Ihr Kind diese verstehen und mittragen kann.

Wenn Sie merken, dass Sie an Ihre eigenen Grenzen stoßen, zögern Sie nicht, sich Unterstützung zu holen – sei es durch das Ansprechen von möglichen Helfer:innen in einer konkreten Situation oder allgemein durch das Lesen von Ratgebern oder eventuell auch durch die Kontaktaufnahme mit einer Beratungsstelle. Auf diese Weise bleiben Sie in Verbindung mit sich selbst und Ihrem Kind – klar, zugewandt und verantwortungsvoll.

Momente der Hilflosigkeit

Wenn die Situation nun gerade überwältigend ist, das Kind Ihre emotionalen Knöpfe gedrückt hat und/oder Ihr Fürsorge-und-Anleitungsmodus nicht mehr weiß, was er tun oder sagen soll, dann entstehen häufig Momente der Hilflosigkeit und des Ausgeliefertseins. Diese und ähnliche Attribute spiegeln die Aktivierung von Kindmodi wider, insbesondere des verletzlichen Kindmodus.

Ihre Situation ist dann vergleichbar mit denen der Kinder, die auch in der Not nicht mehr wissen, was sie tun können. Das ist beispielsweise auch der Fall, wenn die bisherigen gut gemeinten Strategien einfach nicht mehr zum Ziel führen.

Dysfunktionale Erziehungsmodi. Die Folge ist dann die Aktivierung von dysfunktionalen Erziehungsmodi, die aus einer gewissen Haltung heraus bzw. in Zusammenhang mit einer Schemaaktivierung stehen kann.

Was sind dysfunktionale Erziehungsmodi

Sie bezeichnen Verhaltensmuster von Eltern oder Bezugspersonen, die tatsächlich »nicht funktionieren« und in der Erziehung langfristig **nicht hilfreich** oder sogar **schädlich** für die Entwicklung des Kindes sein können.

Diese Modi können als sicht- und fühlbare Reaktionen auf eine Schemaaktivierung verstanden werden. Der seelische Schmerz, der durch die Schemaaktivierung spürbar wird, führt häufig zu elterlichen Verhaltensmerkmalen, die eine ungünstige bzw. schädliche Wirkung auf das Kind haben. Wir haben uns hier auf neun typische Modi fokussiert, die wir regelmäßig in Eltern-Coachings beobachten. Im Folgenden werden sie mit typischen Merkmalen, Grundhaltungen und Wirkung auf das Kind beschrieben. Es gibt jedoch viele mehr, diese Modi können sehr individuell sein. Wir haben deshalb einen 10. Modus noch offengelassen, den Sie selbst füllen können.

Gibt es einen für Sie typischen Modus? Wie würden Sie ihn bezeichnen, welche Merkmale und Auswirkungen hat er?

(1) Der inkonsequente, nachgiebige Modus

Merkmale: »Ich will keinen Streit«, »Ausnahmen bestätigen die Regel«
Grundhaltung: mangelnde Grenzen, Unsicherheit, Unklarheit
Wirkung auf das Kind: fehlende Orientierung, Unsicherheit im Umgang mit Regeln und Konsequenzen.

(2) Der überfürsorgliche Modus

Merkmale: »Ich muss mein Kind vor allem und jedem beschützen.«
Grundhaltung: kontrollierend, ängstlich, vereinnahmend
Wirkung auf das Kind: Einschränkung von Autonomie und Selbstwirksamkeit; kann zu Abhängigkeit und Selbstzweifeln führen

(3) Der emotional distanzierte Modus

Merkmale: »Deine Gefühle sind mir zu viel.« und »Ich bin selbst überfordert.«
Grundhaltung: keine Empathie, kühl, abweisend (kalte Schulter)
Wirkung auf das Kind: emotionale Vernachlässigung; Kind fühlt sich nicht gesehen, empfindet sich als unwichtig, es lernt, Gefühle zu unterdrücken oder gar nicht erst zu entwickeln.

(4) Der moralisierende Modus

Merkmale: »Du bist so gemein zu mir, dabei habe ich schon so viel für dich getan.«
Grundhaltung: vorwurfsvoll, moralisierend, emotional bestrafend
Wirkung auf das Kind: Schuldgefühle erzeugend, Aufbau eines inneren Kritikers / Bestrafers

(5) Der leistungsorientierte Modus

Merkmale: »Nur Leistung zählt.« oder »Gefühle sind nicht so wichtig.«
Grundhaltung: überhöhte Erwartungen, ständiger Druck, Anerkennung nur bei Erfolg
Wirkung auf das Kind: Streben nach Perfektionismus, bei drohendem Misserfolg geringes Selbstwertgefühl bzw. Versagensängste

(6) Der überkontrollierende Modus

Merkmale: »Vertrauen ist gut, Kontrolle ist besser.« »Ohne mich läuft nichts.«
Grundhaltung: misstrauisch, pessimistisch, kritisch, nichts ist gut genug
Wirkung auf das Kind: Mangel an Eigeninitiative und Motivation, evtl. Gleichgültigkeit und Lethargie; geringes Verantwortungsgefühl

(7) Der perfektionistische Modus

Merkmale: »Nur ein perfektes Kind macht mich glücklich.«
Grundhaltung: antreibend, fordernd, kritisch, das Kind muss vorbildlich sein
Wirkung auf das Kind: ständig unter Druck, Verbissenheit unter Peers, Schuldgefühle, wenn keine außerordentliche Kompetenz vorliegt, der Selbstwert sinkt mit Erfolg bzw. Misserfolg, das Maß aller Dinge ist die Exzellenz, nichts anderes zählt im Leben

(8) Der klagende Modus

Merkmale: »Alles bleibt bei mir hängen.« oder »Keiner hilft mir.«
Grundhaltung: ausgeprägtes Selbstmitleid, laut und überall klagend, lamentierend (*Kind sei eine Katastrophe*), Eltern beschreiben sich als »Opfer ihres Kindes«
Wirkung auf das Kind: Schuld und Scham, Wut und Abkehr von den Eltern, übermäßiges Klagen wird als Gewalt empfunden, was Gegengewalt beim Kind erzeugt, tiefe Verletzungen bei Grundbedürfnissen wie Bindung und Selbstwert

(9) Der strafende Modus

Merkmale: »Fehler müssen bestraft werden.« oder »Strafe muss sein!«
Grundhaltung: hart, unnachgiebig, kritisch, bestrafend
Wirkung auf das Kind: Angst, Schuld, Scham, es entsteht ein Gefühl, »falsch zu sein« und »bestraft werden zu müssen«

(10) Der __________________ Modus

Merkmale: ____

Grundhaltung: ____

Wirkung auf das Kind: __________________________________

Dysfunktionale Modi als Folge von Schemaaktivierungen

Die dysfunktionalen Erziehungsmodi treten nicht immer auf, sondern sind situationsabhängig beobachtbar, besonders nach (negativen) Schemaaktivierungen oder auch in Situationen mit Überforderungsgefühlen.

Die gute Nachricht. Sie sind veränderbar, aber dafür müssen sie erst erkannt werden, um dann gezielt alternative gesunde Modi zu aktivieren. Dafür braucht es den kompetenten Elternmodus, der sowohl Fürsorge als auch Anleitung geben kann.

Erhoffter Nutzen dysfunktionaler Modi. Wenn Eltern sich innerlich verletzt, übersehen oder schuldig fühlen, erinnern sie sich oft – bewusst oder unbewusst – an Erfahrungen aus ihrer eigenen Kindheit (Schemaaktivierung). Um mit diesen unangenehmen Gefühlen umzugehen, schalten sie manchmal in sogenannte »dysfunktionale Erziehungsmodi«. Diese Modi sollen dann dabei helfen, den inneren Schmerz zu lindern oder die Situation so zu verändern, dass der Schmerz gar nicht erst stärker wird.

Die kurz- und langfristigen Folgen. Diese scheinbaren Hilfen sind allerdings mehr als bedenklich, weil dadurch negative Schemata immer nur kurzfristig und vordergründig »ruhiggestellt« werden, die Strategien bieten aber keine wirkliche Befriedigung der Grundbedürfnisse, sodass das Problem also nur »vertröstet« und eine zielführende Lösung nach hinten verschoben wird. Auf diesem Wege entsteht quasi eine »Abhängigkeit« von dysfunktionalen Strategien, die – vergleichbar mit einer Toleranzentwicklung z. B. bei einer Sucht – eine immer stärkere Dosierung benötigt, um die gleiche Wirkung zu erzielen, sprich: den sofortigen Gehorsam des Kindes. Das heißt, Eltern werden bei ihren Aufforderungen immer gereizter und schreien irgendwann, damit das Kind »endlich« reagiert. Oder sie lassen das Kind immer mehr auflaufen und zeigen ihre kalte Schulter, damit es sein Fehlverhalten selbst bemerkt und bitter zu spüren bekommt (Entzug von Aufmerksamkeit / Zuwendung). Wie das Kind dann reagiert, ist offen, fest steht aber, dass die zugrunde liegenden Bedürfnisse der Eltern und des Kindes unausgesprochen bleiben. Das hat gravierende Auswirkungen auf die Beziehung zwischen Kind und Eltern, vor allem, auf die Art und Weise wie sie zukünftig miteinander kommunizieren. Wenn nun weder Eltern noch Kind bereit sind, sich zu besinnen und jede Seite konsequent ihren Kurs weiterfährt, werden sich beide zwangsläufig irgendwann wie Rivalen gegenüberstehen (Kampf) oder sich kategorisch aus dem Weg gehen (Vermeidung). Wir finden, dass Eltern den ersten Schritt tun sollten, die Kinder können dies dann von ihnen lernen und im Gegenzug ausprobieren.

9.3 »Immer dasselbe Theater«: Modi im Rampenlicht

Wir haben nun das Modus-Modell sowohl für das Kind (Abschn. 9.1) als auch für Sie, die elterliche Bezugsperson (Abschn. 9.2), skizziert. Das war nun sehr viel theoretische Information, sie ist jedoch eine wichtige Grundlage für das Verständnis und die weitere Bearbeitung Ihres »Theater-Skripts«. Um das ganze Modell auch bildlich zu verstehen, möchten wir Sie nachfolgend zu einer Führung rund um die Bühne einladen. Bei jeder Aufführung gibt es eine Kulisse, vor der das Theaterstück inszeniert wird. Aber auch hinter den Kulissen werden wichtige Informationen an die Akteure des Stücks weitergegeben. Und nicht zuletzt spielen auch das Licht bzw. die Scheinwerfer eine Rolle, wie sie welchen Schauspieler (Modus) in welchen Momenten beleuchten. Auch die Bühne selbst ist im vorderen Teil sichtbarer als im hinteren Teil, d. h. es gibt Bühnenabschnitte, die besser zu erkennen sind und andere, die eher im Verborgenen bzw. in einer unbeleuchteten Ecke stehen. Der nachfolgende Kasten beleuchtet ein typisches Modus-Arrangement und welche Modi in welcher Funktion zu erwarten sind.

Modi im Rampenlicht und jenseits der Scheinwerfer – Spot-on auf die Kindmodi!

Wenn wir von Modi sprechen, meinen wir innere Anteile, die sich in bestimmten Situationen bemerkbar machen – manchmal laut und deutlich, manchmal ganz leise. Wir unterscheiden im Modus-Modell vier Gruppen von Modi:

- die Kindmodi,
- die Kritiker- und Bestrafermodi,
- die kompetenten Modi und
- die dysfunktionalen Bewältigungsmodi.

Letztere gliedern sich wiederum in drei Untergruppen:

- Überkompensation,
- Vermeidung und
- Erdulden.

Diese verschiedenen Modi bilden zusammen das innere »Ensemble« eines Menschen – eine Art Theatergruppe, in der jeder Modus seine eigene Stimme, Rolle, Funktion und Ausdrucksweise hat.

Doch welche Modi betreten das Theaterstück über die Bühne? Wer zieht sich lieber fern vom Scheinwerferlicht in den hinteren Bereich zurück, und welche Modi stehen mehr im Rampenlicht, vorne, wo sie jeder sehen kann? Diese Fragen führen uns mitten hinein in die Dynamik des Modus-Teams, also in das Zusammenspiel der verschiedenen inneren Modi und ihren Bewältigungsstrategien.

Gerade die Kindmodi – etwa das verletzte, das ängstliche oder das ärgerliche Kind – bringen sehr intensive Gefühle mit sich. Sie tragen das, was wir zutiefst empfinden: Verletzlichkeit, Scham, Angst, aber auch Wut oder Sehnsucht nach Nähe. Doch obwohl ihre Gefühle stark sind, möchten sie meist gar nicht so sehr im Scheinwerferlicht stehen. Viele Menschen – und auch viele Kinder – schämen sich für ihre Empfindungen oder haben gelernt, dass sie damit »zu viel« sind. Aus Angst vor Ablehnung oder Strafe versuchen sie dann, bedürftige Kindmodi zu verstecken. An dieser Stelle betreten die Kritiker- und Bestrafermodi die Bühne. Sie äußern sich in inneren oder ausgesprochenen Sätzen wie »Reiß dich zusammen!«, »Sei nicht so empfindlich!« oder »Das ist egoistisch!«. Solche Stimmen lassen die Kindmodi aus Scham oder Schuldgefühlen heraus zurückweichen. Im

Bild der Bühne bedeutet das: Die empfindsamen Kindmodi treten mit ihren Gefühlen in den Schatten, werden unsichtbar und ziehen sich jenseits des Rampenlichts zurück.

Bewältigungsmodi. Doch Gefühle, die dauerhaft keinen Raum finden, verschwinden nicht einfach. Wenn sie lange genug im Dunkeln ausharren müssen, suchen sie sich andere Wege, um doch gehört zu werden – und hier kommen die Bewältigungsmodi ins Spiel. Diese übernehmen dann gewissermaßen die Rolle des »Sprachrohrs« für die unterdrückten Kindmodi. Oft geschieht das auf übertriebene, manchmal sogar unpassende Weise: Ein stiller Schmerz bricht plötzlich als heftiger Wutausbruch hervor, oder eine tiefe Angst zeigt sich in übertriebener Kontrolle, Rückzug oder Clownerei. So entstehen Verhaltensweisen, die auf den ersten Blick »dysfunktional« wirken – im Kern aber den Versuch darstellen, etwas Verstecktes, Unterdrücktes und Unerhörtes endlich zum Ausdruck zu bringen.

Wenn also z. B. ein wütender Angreifermodus laut wird, steckt dahinter oft ein ärgerlich-frustrierter Kindmodus, der schon lange keine Bühne mehr bekommen hat. Und wenn ein Kind sich übermäßig anpasst, sich kleinmacht oder keine eigenen Wünsche äußert, dann steckt vielleicht ein verletztes Kind dahinter, das gelernt hat, dass es eher akzeptiert und gemocht wird, wenn es seine Traurigkeit oder Enttäuschung überspielt und sich zufrieden zeigt.

Spot-on auf die Kindmodi und ein »Herzliches Willkommen«. Wir wollen dazu ermutigen, das Licht der Scheinwerfer auch mal den auf die oft herausfordernden und deshalb evtl. ungeliebten Kindmodi zu richten, denn sie müssen nicht nur gesehen werden, sie brauchen vor allem auch einen Applaus und ein »Herzliches Willkommen«, letztlich um den Mut zu finden, sich zu zeigen, wie sie sind. Sie dürfen nicht länger in dunkle Ecken gedrängt oder durch scharfe innere oder äußere Kritiker zum Schweigen gebracht werden. Wenn wir – als Eltern oder sonstige aufmerksame Bezugspersonen – lernen, diesen Kindmodi Aufmerksamkeit zu schenken und ihnen wohlwollend zuzuhören, schaffen wir einen Raum, in dem echte Gefühle kommuniziert werden und ihren Platz im Verhalten finden dürfen. Wenn wir das nicht schaffen, besteht das Risiko, dass sie sich mit problematischen Bewältigungsmodi verbinden und dann früher oder später mit emotionalen und / oder Verhaltensauffälligkeiten reagieren.

Was heißt das für den Alltag? Wenn ein Kind traurig, wütend oder ängstlich ist, braucht es keine Belehrung, warum diese Gefühle vielleicht unangemessen sind, sondern einen sicheren Rahmen, in dem seine Gefühle mit Empathie zunächst akzeptiert werden, und zwar durch einen Menschen aus Fleisch und Blut, der das Kind wahrnimmt, der ihm zuhört und versucht, es zu verstehen. Eine Aussage wie »Ich merke, dass du gerade richtig wütend bist. Magst du mal erzählen, was dich gerade so ärgerlich macht?« kann in solchen Momenten mehr bewirken als eine Belehrung oder Ankündigung einer Strafe. Denn sobald ein Gefühl und das dahinterliegende Bedürfnis einen Namen und Raum bekommt, muss es nicht mehr über Umwege ausgedrückt werden. Der dysfunktionale »Wut-Modus« kann die Angelegenheit dann wieder dem »ärgerlich-frustrierten Kindmodus« zurückgeben und die Hintergründe, die zu dem Ärger geführt haben, können besser verstanden bzw. gemeinsam bearbeitet werden. So entsteht ein emotionsfreundliches, lebendiges und sich wertschätzendes Ensemble, das nach gerechten und fairen Prinzipien geleitet wird und in dem alle Modi ihren Platz haben dürfen. Selbstverständlich gibt es – wie in jedem Team – auch Absprachen und Regeln, die beachtet werden müssen.

Kompetente Modi. Zum Team der kompetenten Modi gehören der »Clevermodus« beim Kind und der »Fürsorge- und Anleitungsmodus« bei den Eltern: Sie achten darauf, dass niemand im eigenen Modus-Team unterdrückt, ignoriert oder niedergemacht werden darf. Besonders die Kindmodi dürfen sich zeigen und haben einen Anspruch darauf, gesehen und versorgt zu werden. Die Kritiker- und Bestrafermodi sollten hingegen leiser werden bzw. ganz zurücktreten, und die bisherigen dysfunktionalen Bewältigungsmodi dürfen sich gerne mal »ausruhen« und anderen Modi die Chance geben, kompetente und bedürfnisorientierte Wege zu finden, um auf schwierige Situationen angemessen reagieren zu können.

»Spot-on auf die Kindmodi« heißt also: hinschauen, Gefühle zulassen, Bedürfnisse erkennen – und den inneren Kindmodi ausdrücklich die Erlaubnis geben, das zu fühlen, was sie tatsächlich fühlen. Jedes Kind hat ein Recht, unverfälscht das zu fühlen, was es fühlt. Es braucht uns Bezugspersonen dabei, um einen angemessenen Ausdruck für diese Gefühle zu erlernen. Erst wenn alle Anteile gehört, akzeptiert und angemessen versorgt werden, kann eine echte innere Harmonie entstehen – auf der Bühne wie im Leben.

Im Folgenden möchten wir die Bühne des Stücks »Immer dasselbe Theater« im Licht des zuvor beschriebenen Modus-Modells neu beleuchten. Unser Anliegen ist es, eine typische Situation zwischen Ihnen und Ihrem Kind mit einem erweiterten Blick zu betrachten – auf das, was im grellen Scheinwerferlicht sichtbar ist, ebenso wie auf das, was sich im Halbdunkel der hinteren Bühnenbereiche abspielt. Lassen Sie uns also gemeinsam einen genaueren Blick auf die Szene werfen.

Streitsituation als Prototyp

Wenn Konflikte hochkochen – ein Blick hinter die Kulissen. Stellen Sie sich eine konkrete Streitsituation mit Ihrem Kind vor, in der die Emotionen hochkochen und eine Eskalation droht. Vielleicht kennen Sie das: Worte werden lauter, Stimmen angespannter, und beide Seiten fühlen sich nicht verstanden.

In solchen Momenten haben sowohl Sie als auch Ihr Kind gute Gründe, sich ungerecht behandelt zu fühlen. Ganz gleich, wie hart Sie oder Ihr Kind argumentieren – jeder möchte gehört werden. Auf der inneren Bühne treten nun die dysfunktionalen Bewältigungsmodi ins Rampenlicht. Sie verteidigen mit Nachdruck ihre Sicht der Dinge, manchmal übertrieben oder ungeschickt, und dominieren das Geschehen.

Von außen betrachtet wirken solche Auseinandersetzungen oft überzogen oder unverständlich. Doch hinter diesen überzogenen Verhaltensweisen stehen meist verletzliche Kindmodi – Anteile, die nach Aufmerksamkeit, Schutz oder Anerkennung verlangen. Sowohl das Kind als auch der Erwachsene kämpfen in Wahrheit nicht gegeneinander, sondern für ihr eigenes inneres, verletztes Kind. Die dysfunktionalen Bewältigungsmodi übernehmen dabei eine wichtige Rolle: Sie machen sichtbar, was im Hintergrund ungesehen bleibt.

Die Stärke der Gefühle hängt eng mit den Bedürfnissen hinter den Kulissen zusammen: Nähe, Sicherheit, Respekt, Autonomie, Struktur oder Freude. Wenn solche Bedürfnisse nicht erfüllt werden – aktuell oder in der Vergangenheit – werden die Kindmodi aktiviert, und die dysfunktionalen Bewältigungsmodi treten lautstark ins Rampenlicht.

Hier kommen die Schemata ins Spiel: Tief verankerte Muster, die aus früheren Erfahrungen entstanden sind (Kap. 8). Positive Schemata wirken wie Ressourcen – sie geben Stabilität, mildern Frustration und helfen, Bedürfnisse klar zu spüren, ohne dass die Emotionen sofort eskalieren (Abschn. 8.1). Negative Schemata dagegen verstärken die Spannung: Wenn alte Verletzungen aktiviert werden, können Gefühle besonders intensiv und schwer zu ertragen sein, die Kindmodi reagieren noch stärker, und die dysfunktionalen Bewältigungsmodi übernehmen noch energischer die Bühne (Abschn. 8.2).

Der Schlüssel für ein gesundes und bedürfnisorientiertes neues Skript liegt nun darin, die gesamte Dynamik zu überblicken: die sichtbaren dysfunktionalen Bewältigungsmodi, die Kindmodi im Hintergrund und die dahinterliegenden Bedürfnisse, die von Schemata beeinflusst werden. Erst wenn wir alle Ebenen beachten, können wir die Situation wirklich verstehen und langfristig verändern.

Wenn wir also bei einem Ausbruch, Rückzug oder scheinbar »übertriebenem« Verhalten innehalten und fragen: Was passiert hier eigentlich? Was ist hinter den Kulissen los und welche Bedürfnisse sind gerade unerfüllt? Und: Welche alten nicht hilfreichen Muster könnten hier wirksam werden? – dann erkennen wir, dass jeder sichtbare Konflikt auf der Bühne seine Wurzeln im Unsichtbaren hat. Dieses Verständnis eröffnet uns die Chance, das bisher vielleicht chaotische Skript unseres Theaterstücks konstruktiv und Schritt für Schritt in eine neue positive Richtung zu verändern.

Kreislauf mit Folgen

Wenn in der Vergangenheit des Kindes oder in der Kindheit der Eltern schon öfter gravierende Bedürfnisfrustrationen vorgelegen haben, kristallisiert sich diese Lernerfahrung in maladaptiven Schemata (s. Abschn. 8.2), die bei Aktivierung zu einer verstärkten Reaktion bei den Kindmodi, insbesondere dem verletzlichen Kindmodus, führen. Je intensiver das verletzte Kind in Erscheinung tritt, desto heftiger ist tendenziell die Reaktion der dysfunktionalen Bewältigungsmodi. Daraus entsteht ein folgenreicher Kreislauf (s. Abb. 3):

Bedürfnisfrustration ↔ maladaptive Schemata ↔ verletztes Kind ↔ Bewältigungsmodi

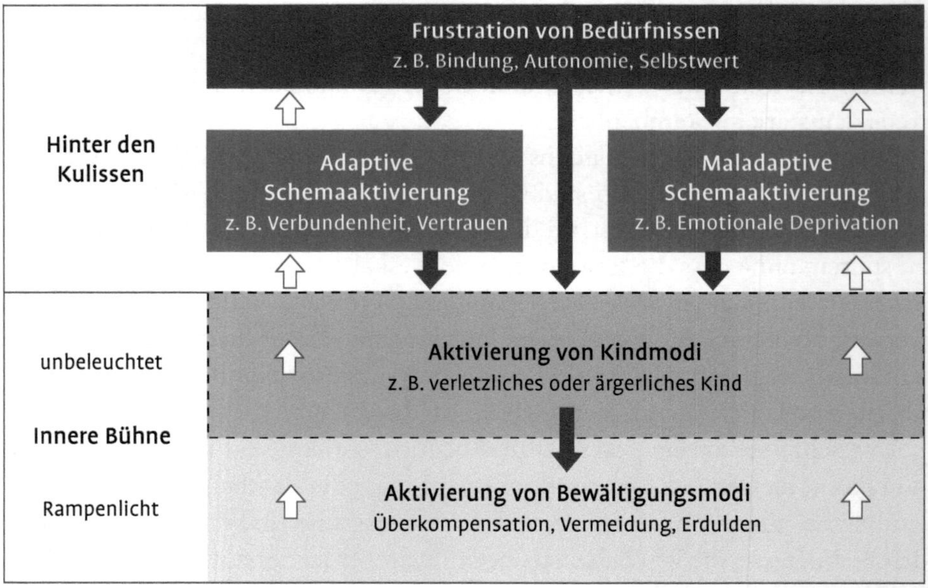

Abbildung 3 Kreislauf von Bedürfnissen, Schemata, Kind- und Bewältigungsmodi

Die Abbildung zeigt: Die dysfunktionalen Bewältigungsmodi (unten platziert) reagieren von außen sichtbar und im Rampenlicht auf die Aktivierung von verletzten Kindmodi, die ebenfalls auf der inneren Bühne im unbeleuchteten Bereich platziert sind. Diese Kindmodi sind als fühlbare Reaktion auf unerfüllte Bedürfnisse (oben platziert) aktiviert worden. Eine solche Bedürfnisfrustration kann zusätzlich bei Aktivierung von maladaptiven (negativen) Schemata massiv verstärkt werden (rechte Seite hinter den Kulissen). Sie kann im günstigen Fall aber auch durch adaptierte (positive) Schemata abgefedert werden. Durch diesen Kreislauf kann ein sich selbst verstärkender Prozess und eine Zunahme von Interaktionsproblem innerhalb und außerhalb der Familie entstehen.

Modus-Skizzen. Um zu verstehen, welche Modi in herausfordernden Situationen konkret beteiligt sind, finden wir die Erstellung einer Modus-Skizze sehr hilfreich.

Wir beschränken uns der Einfachheit halber in Abbildung 4 darauf, die kindliche Seite mit dem Problemmodus darzustellen – z. B. oppositionelles Verhalten – und überlegen, was dieser vom Kind kommende Modus auf der elterlichen Seite bewirken kann: Das trotzig-oppositionelle Problemverhalten des Kindes (hier: Trotzkopfmodus) aktiviert bei der Mutter / dem Vater das Schema »Unzulänglichkeit und Scham« (weil sich vielleicht die eigenen Eltern früher häufig emotional abweisend verhalten haben). Als Folge daraus könnte die Mutter bzw. der Vater nachvollziehbarerweise sehr sensibel auf den Trotzkopfmodus des Kindes reagieren, z. B. könnte er oder sie sich unfair, respektlos und abwertend behandelt fühlen. Diese Gefühle entsprechen dem Modus des verletzten Kindes. Mit der Aktivierung dieses Modus werden automatisch die Gefühle von damals reaktiviert (Unfairness, Respektlosigkeit, Abwertung), was in diesem Moment sehr belastend sein kann, eben weil dieselben frustrierten Bedürfnisse von damals nun wieder erneut frustriert werden (z. B. Respekt und Selbstwert). Wenn nun der seelische Schmerz dieser Schemaaktivierung die eigene Toleranzgrenze übersteigt, wird vermutlich die Mutter bzw. der Vater einen (dysfunktionalen) Bewältigungsmodus aktivieren, der am schnellsten und am effektivsten den Schmerz der Schemaaktivierung beendet. Dieser Modus könnte etwa ein strafender Modus sein, z. B. mit der Reaktion: »So redest du nicht mit mir, Smartphone-Verbot!« Was sich dann entwickelt, nennen wir »Modus-Clash«; er wird in Abbildung 4 veranschaulicht.

Was ist ein Modus-Clash?

Wenn bei zwei Menschen ungünstige oder belastende Verhaltensweisen in Form von Modi gleichzeitig aktiviert werden, kann es zu einem Zusammenprall der Modi kommen, also zum »Modus-Clash«. Das bedeutet, dass beide sich in ihren Reaktionen gegenseitig negativ, meist verletzend, hochschaukeln, was zu einer Eskalation führt. Ein dysfunktionaler Modus der einen Seite hält dann den dysfunktionalen Modus der Gegenseite aufrecht.

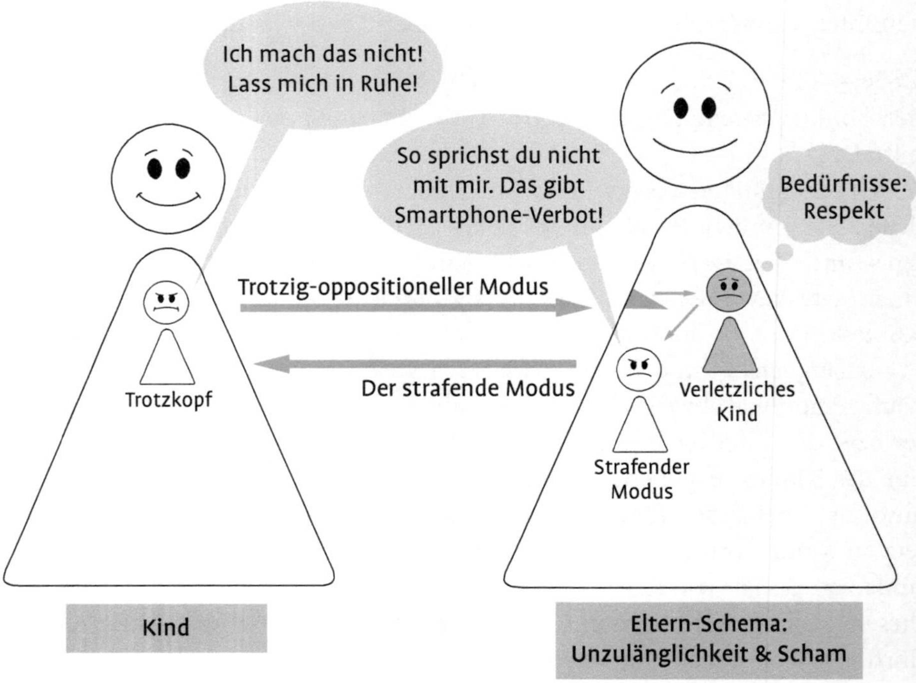

Abbildung 4 Modus-Clash zwischen Kind und Eltern: Das Kind verhält sich trotzig-oppositionell (»Ich mach das nicht«; linke Seite) und aktiviert den strafenden Elternmodus (»Smartphone-Verbot!«, rechte Seite). Dieser trifft wiederum auf den kindlichen Trotzkopfmodus, der wiederum den bestrafenden Elternteil aktiviert.

Prinzipiell kann das Kind zwar auch anderes als mit verstärktem Trotz reagieren (z. B. aus Angst zurückschrecken und sich unterwerfen), im Beispiel der oben dargestellten Abbildung 4 wird jedoch der häufige Fall einer Eskalation bzw. eines Modus-Clashes beschrieben: Eltern und Kind stehen sich wie in einem Kampf mit ihren aktivierten dysfunktionalen Modi gegenüber, vermutlich kämpfen sie beide um Anerkennung und Respekt, dies führt jedoch häufig zu Verwundungen auf beiden Seiten.

Ausweg. Wenn es der Mutter bzw. dem Vater gelänge, mit dem eigenen verletzlichen Kindmodus in Kontakt zu treten, könnten daraus Fürsorge und Anleitung für das eigene innere Kind resultieren (Stichwort: bedürfnisorientierte Selbstfürsorge, s. u.). Es würde aber auch das reale Kind davon profitieren, da dann die Mutter bzw. der Vater selbst emotional gut versorgt wäre und dadurch auch authentisch elterliche Fürsorge und Anleitung dem Kind zukommen lassen könnte (Abb. 5). Das ist in der Hitze des Gefechts nicht einfach, ist jedoch ein lohnender Weg, um den Konflikt zu entschärfen.

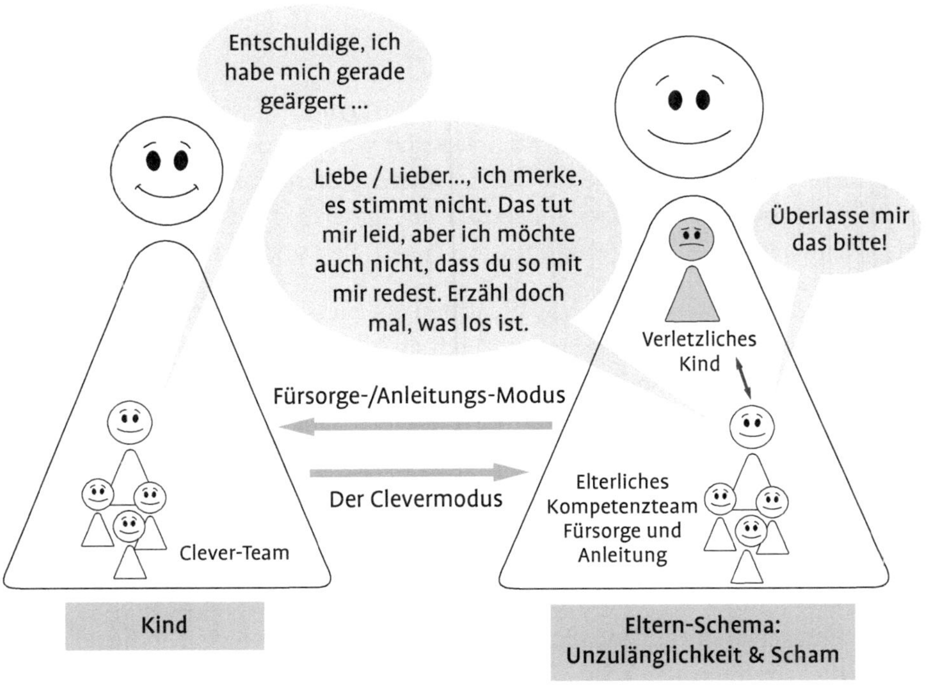

Abbildung 5 Positive Interaktion zwischen Kind und Eltern: Das Kind hatte durch ein Fehlverhalten den verletzlichen Kindmodus der Eltern aktiviert. Das (innere) elterliche Kompetenzteam unter der Leitung des Fürsorge- und Anleitungsmodus hat fürsorglich bzw. mit Grenzsetzung reagiert sowie mit der Einladung, über die Hintergründe zu berichten. Dadurch wird es für den Clevermodus samt Team des Kindes möglich, sich zu entschuldigen und über die Ursachen zu sprechen (»... habe mich geärgert!«)

Was ist bedürfnisorientierte Selbstfürsorge?

Diese besondere Form der Selbstfürsorge beschreibt eine nach innen gerichtete Haltung von Trost und Zuspruch, die sich gezielt an einem unerfüllten oder frustrierten Grundbedürfnis orientiert. Dabei meldet sich eine wohlwollende innere Stimme, die z. B. sagen könnte: »Das hast du nicht verdient. Das war unfair.« (Trost) und anschließend bittet: »Darf ich dir helfen, eine gute und kluge Lösung zu finden?«

Im Kern geht es um eine unterstützende und versöhnliche innere Begleitung – wie eine innere wohlwollende, aber auch hilfreiche Bezugsperson, die das eigene verletzliche innere Kind an die Hand nimmt, tröstet, schützt und neue, gesunde, bedürfnisbefriedigende Erfahrungen ermöglicht.

Innenansichten

Nun haben Sie einen großen Schritt nach vorne gemacht. Es ist wichtig, dass Sie an dieser Stelle diese Innenansichten auf sich wirken lassen. Machen Sie sich eine Tasse Tee und, wenn Sie möchten, teilen Sie diese Innenansicht mit einer Ihnen vertrauten Person. Der Austausch mit anderen Menschen, z. B. Partner oder Partnerin, kann das Verständnis noch vertiefen und festigen.

Vertiefung zum Modus-Clash. Vielleicht denken Sie sich, wie es denn möglich sein soll, in einem hitzigen Konflikt noch an all diese Sachen zu denken und auch noch bedürfnis- und fürsorgeorientiert zu handeln. Das gelingt nicht immer und auch nicht von heute auf morgen. Hilfreich ist dennoch, sich bewusst zu sein, dass es den oben beschriebenen Weg gibt und dass wir in unserer Art und Weise, zu reagieren, immer eine Wahl haben – lassen wir uns zu automatischen Reaktionen hinreißen oder schaffen wir es, einmal durchzuatmen und die so entstehende Lücke für eine bewusste Antwort auf die Situation zu nutzen? Hierbei kann Ihnen auch helfen, sich typische Konflikte in Ihrer Familie genau anzuschauen und mögliche Schema-Kollusionen sowie Modus-Clashes selbst zu skizzieren. So wird deutlich, was genau dort tatsächlich geschieht und wo man konstruktiv eingreifen könnte. Bei den Online-Materialien zum Buch finden Sie eine Skizzenvorlage mit Anleitung sowie vertiefenden Informationen zur Schema-Kollusion (AB 1 Schema-Kollusion und Modus-Clash).

Gefühle bändigen. Vielleicht fragen Sie sich, ob die tatsächlich umfangreichen Überlegungen zum Modus-Modell überhaupt so wichtig sind für eine gelungene Erziehung Ihrer Kinder. Für ein gewisses Grundverständnis ist das Modus-Modell hilfreich, Sie müssen es aber nicht in der vollen Komplexität und

Tiefe anwenden; das können Sie den Fachleuten in Therapie und Coaching überlassen. Gleichwohl möchten wir Ihnen noch ein weiteres Argument liefern, warum die Benennung und die Arbeit mit den verschiedenen Anteilen bzw. Modi Sinn macht und den Erziehungsalltag erleichtern kann. Wir beziehen uns dabei auf eine Formulierung, die von dem amerikanischen Kinderpsychiater Daniel Siegel (z. B. in Siegel & Bryson, 2013) geprägt wurde: *Name it to tame it.*

Name it to tame it

Der Ausspruch »Name it to tame it« bedeutet sinngemäß: Wenn wir unsere Gefühle benennen, verlieren sie schon etwas an Intensität, wir können sie besser regulieren – wir können sie »zähmen« (und haben gute Chancen, dass sie uns nicht überwältigen). Mithilfe des Modus-Modells können wir – sowohl für uns selbst als auch für das Kind – ein vielschichtiges inneres Erleben, das Gefühle, Gedanken und Körperreaktionen umfasst, in einem einfachen Begriff bündeln. Das hilft dem Kind, sich klarer darüber zu werden, was gerade innerlich passiert. Ebenso hilft es Ihnen als Mutter bzw. Vater, weil Sie dann eine Vorstellung davon haben, was in Ihrem Kind gerade vor sich geht und wie Sie darauf nun angemessen reagieren könnten.

Der wissenschaftliche Hintergrund ist folgender: Unser Gehirn besteht, vereinfacht gesagt, aus einem emotionalen Zentrum (u. a. Mandelkern, Amygdala) und einem sprachlichen Zentrum (u. a. Hirnrinde in der linken Gehirnhälfte). Wenn nun starke Gefühle im Mandelkern aktiviert werden, bewirkt das eine direkte, allerdings unspezifische »Gefahrenmeldung« im Gehirn und löst im Allgemeinen entweder eine Reaktion des Erstarrens, der Vermeidung bzw. Flucht oder eine Kampfreaktion aus (s. Bewältigungsmodi in Abschn. 9.1). Wenn wir aber das Gefühl, die Gedanken und inneren körperlichen Empfindungen in Worte bzw. schnell mit einem Modus-Begriff beschreiben können, dann wird das sprachliche Zentrum aktiviert. Dadurch verknüpft sich die emotionale mit der rationalen Hirnverarbeitung, was die emotionale Intensität spürbar reduzieren kann. Wenn die Intensität des Gefühls nachlässt, hat der Clevermodus bessere Chancen, sich ins Spiel zu bringen und die Angelegenheit zur »Chefsache« zu erklären. Im Clevermodus können dann die Gefühle bewusst verarbeitet werden, Distanz geschaffen und dadurch ein Regulationsprozess gestartet werden.

Die Benennung ist oft der erste Schritt, um Strategien zu finden, mit dem starken Gefühl umzugehen und kluge Wege zu finden, die Bedürfnisse zu befriedigen.

Dieses Prinzip gilt übrigens auch für Erwachsene bzw. Eltern: Die innere Stimme könnte z. B. sagen »*Hmm, das verletzt mich jetzt*«, und evtl. »*Ich glaube, ich brauche jetzt [...]*« – das alleine kann schon einen beruhigenden und klärenden Effekt haben, der dem Clevermodus die Gelegenheit gibt, mitzuüberlegen, z. B. was man selbst gerade braucht, letztlich um dem Kind das zu geben, was es in diesem Moment braucht.

Eigene Bewältigungsmodi

Lassen Sie uns hier nochmals zusammenfassen, welche dysfunktionalen und funktionalen Modi Sie in schwierigen Momenten mit dem Kind kennen. Beginnen wir mit einer Skalierung von möglichen dysfunktionalen Modi: Welcher Modus aus Tabelle 16 tritt am häufigsten bei Ihnen auf (Skalierung: 1), welcher am zweithäufigsten (Skalierung 2) etc.

Tabelle 16 Liste von möglichen Bewältigungsmodi bei Eltern

Nr.	Problematische Modi der Bewältigung	Skalierung (1–10)
1	Der inkonsequente, nachgiebige Modus	
2	Der überfürsorgliche Modus	
3	Der emotional distanzierte Modus	
4	Der moralisierende Modus	
5	Der leistungsorientierte Modus	
6	Der überkontrollierende Modus	
7	Der perfektionistische Modus	
8	Der klagende Modus	
9	Der strafende Modus	
10	______________________ Modus	

Rufen Sie sich nun das zu Beginn von Abschnitt 3.1 benannte problematische Verhalten Ihres Kindes, das zu Konflikten führt ins Gedächtnis. Schreiben Sie dann hier nochmals auf, welcher Modus am häufigsten in Ihnen aufkommt, wenn Ihr Kind dieses Verhalten zeigt:

___

___

Benennen Sie nun bitte, warum Ihr Fürsorge- und Anleitungsmodus nun die bessere Option ist: Warum lohnt es sich, diesen Modus zu aktivieren? (z. B. Ich möchte ein gutes Modell für mein Kind sein, ich möchte meine Gefühle regulieren lernen, ich möchte meinem Kind zeigen, dass ich es liebe und ihm gerne helfe, etc.).

___

___

___

___

Nun kommen wir immer näher an den Punkt, den wir eingangs als »Blick nach vorne« bezeichnet haben. Sie verfügen nun über ein umfassendes Verständnis für das Innenleben Ihres Kindes, und der »Blick zurück« offenbarte Ihnen auch schon problematische, aber auch hilfreiche Muster, die Sie selbst zu dem gemacht haben, wer Sie sind. Das nachfolgende Kapitel ist vielleicht das wichtigste, denn hier geht es darum, all das zuvor Gesagte so zu zusammenzuführen, dass es für die Herleitung Ihres persönlichen Skriptes dienen kann.

10

Der Blick nach vorne

Nach der bisherigen intensiven Beschäftigung mit dem Modus-Modell möchten wir nun mit Ihnen überlegen, wie Sie im Alltag mit den Modi arbeiten können. Dafür ist es wichtig, eine gewisse Grundhaltung den Modi gegenüber zu haben und zu wissen, wie man am besten mit ihnen umgeht. Auch Ihr Kind braucht hierbei eine alltägliche Unterstützung und häufige Anleitung im Umgang mit Modi (z. B. wütendes oder undiszipliniertes Kind), um zu lernen, wie es auf gesunde Art und Weise sich selbst gut zureden kann. So lernt es Schritt für Schritt, sich, seine Gefühle und Bedürfnisbefriedigung gut und angemessen zu managen. Tabelle 17 fasst kurz unsere Empfehlungen zum Umgang mit dem jeweiligen Modus zusammen.

Tabelle 17 Modi und der Umgang mit ihnen (Grundhaltung)

Modi	Umgang mit den Modi
Verletzliches Kind (auch ängstlich-besorgtes Kind)	Zuhören und bestätigen, trösten, sich kümmern, beschützen, helfen, Gefühle auszudrücken und falsche innere Botschaften richtigstellen (z. B.: »Du bist ein tolles Kind«). Später kommt dann auch die Unterstützung dazu, offen für neue Erfahrungen zu sein, die gut geplant und vorbereitet werden.
Ärgerlich-frustriertes und wütendes Kind	Zuerst Ärger in gewissem Maß zulassen und Verständnis zeigen (weil wichtige Bedürfnisse verletzt wurden). Danach gemeinsam darüber nachdenken, wie man seine Bedürfnisse auf eine angemessene Weise ausdrückt, damit andere einem das geben können, was man braucht.
Impulsives, undiszipliniertes Kind	Liebevolle, direktive Begrenzung und Coaching (»Komm', ich zeige dir, wie man das schaffen kann«). Hilfestellung und Anleitung zur Selbstregulation geben (»Puh, das ist auch schwer, aber ich helfe dir. Wollen wir einen Plan machen? Lass uns zusammen anfangen, dann klappt es auch.)
Innerer Kritikermodus (Antreiber)	Überforderung und Verletzungen durch zu hohe Erwartungen werden gemeinsam erkannt und geregelt. Dabei werden gesunde Regeln festgelegt und zusammen mit dem Clevermodus (oder dem gesunden Erwachsenenmodus) und allen wichtigen Bezugspersonen neu besprochen.
Bestrafermodus (Selbstbestrafer)	Als schädlich, ungerecht oder falsch erkennen und benennen – und dem keine Macht geben. Hilfestellung bei Entmachtung anbieten (z. B. »Du hast nichts verkehrt gemacht, du hast keine Schuld«).
Distanzierter Beschützer	Dank für den Schutz, den er / sie bisher geleistet hat; gleichzeitig Nachteile herausarbeiten. Letztlich angemessene Schutzmaßnahmen mit dem Kind erarbeiten (Clevermodus), sodass der distanzierte Beschützer (öfter) überflüssig wird.

Modi	Umgang mit den Modi
Dysfunktionale Modi	Würdigung und Dank für die positive Absicht, bei der (kurzfristigen) Bedürfnisbefriedigung helfen zu wollen; Abwägung von Vor- und Nachteilen (Was bringt der Modus, was »kostet« er?), Vorschlag, weitere Bewältigungsmodi zu erarbeiten, die weniger Nachteile haben.
Kompetentes Kind (Clevermodus)	Loben, stärken, ausbauen, unterstützen und zum »Anwalt der seelischen Bedürfnisse« des Kindes machen. Durch positive Hilfsmodi (Helfer, Beschützer, Helden) unterstützen lassen.

Ein bedürfnisorientierter Umgang mit den Modi ist ein zentrales Anliegen in der schema- und modusgeleiteten Elternberatung. Manchmal kann auch schon durch die bloße Benennung eines Modus' eine Entschärfung oder Klärung eines Verhaltens erreicht werden (Prinzip: Name it to tame it, s. o. in Abschn. 9.3). Im Allgemeinen wird das Kind aber auch wissen wollen, wie es über seine Modi denken soll und vor allem, wie es mit ihnen klug umgehen kann. Dabei sind Sie als Eltern das perfekte Modell, nicht nur, weil Sie die wichtigsten Bezugspersonen des Kindes sind, sondern auch, weil Sie viel Zeit mit dem Kind verbringen und dabei ausreichend Gelegenheiten haben, Ihre Haltung zu den Modi Ihrem Kind vorzuleben (s. Abschn. 2.3 Hören Sie auf, Ihre Kinder zu erziehen, die machen Ihnen eh alles nach). Darum möchten wir Ihnen vorschlagen, bei der Modusarbeit mit sich selbst zu beginnen. Sicherlich kennen auch Sie die Momente, in denen Ihr Kind sehr verletzend auftritt (z. B. die Eltern beschimpfen, obwohl sie ihnen nur helfen wollten). Ist es nicht mehr als folgerichtig, dass Eltern dann auch verletzt sind? Wenn dem so ist, was könnten Sie sich nun selbst bzw. Ihrem eigenen inneren verletzlichen Kindmodus Gutes tun? Vergessen Sie bitte nicht das tröstende Mitgefühl in Ihrer Selbstaussage. Wir denken da z. B. an eine Mutter, die vielleicht im Inneren zu sich spricht: »Bleib ruhig, [meine Kleine], ich bin bei dir. Ich, die Clevere, übernehme, das ist jetzt nichts für Kinder, das ist ›Chefinnensache‹.« Entsprechend könnte ein Vater zu sich sagen: »Ruhig Blut, mein Junge, jetzt behalte die Nerven. Kleiner [Vorname des Vaters], schau mir bitte zu: Darf ich dir zeigen, wie man das am besten lösen kann?« Vielleicht mögen Sie sich aber auch ganz anders ausdrücken und mit anderen Worten beruhigen bzw. anleiten.

Diese Form von Selbstfürsorge wird nicht selten als Selbst-Mitleid bezeichnet und deswegen abgelehnt. »Hör mal auf, dich selbst zu bemitleiden« hört man hier und da, wenn jemand über seine Trauer oder Einsamkeit spricht. Dabei ist vielen Menschen noch nicht klar, was der Unterschied zwischen Selbst-Mitgefühl und Selbst-Mitleid ist.

Im nachfolgenden Kasten finden Sie die wesentlichsten Unterschiede.

Was ist der Unterschied von Mitgefühl und Mitleid?

Mitgefühl ist die Fähigkeit, die Gefühle eines anderen zu verstehen und innerlich mitzutragen, ohne sich selbst darüber zu erheben. Mitleid ist ein Gefühl des Bedauerns für jemanden, oft mit einer gewissen Distanz oder Überlegenheit. Die nachfolgende Übersicht beleuchtet weitere Merkmale, die die beiden Begriffe unterscheiden:

	Mitgefühl	**Mitleid**
Definition	Die Fähigkeit, die Gefühle eines anderen zu verstehen und innerlich mitzutragen, ohne sich selbst darüber zu erheben.	Das Gefühl des Bedauerns für jemanden, oft mit einer gewissen Distanz oder Überlegenheit.
Haltung	Gleichwertig: »Ich sehe dich, ich verstehe dich, ich bin bei dir.«	Von oben herab: »Du Arme / r, ich bin froh, dass ich nicht in deiner Lage bin.«
Fokus	Verbundenheit und Unterstützung.	Betonen des Leids des anderen.
Wirkung auf Modi	Umsorgt und beschützt den verletzlichen Kindmodus	Stärkt Gefühle des isolierten, beschämten Kindes
Gefühlston	Warm, respektvoll, bestärkend.	Mitleid bekundend, manchmal belustigend oder herablassend.
Bedürfnisbefriedigung	Stärkung der Bindung	Schwächung des Selbstwertes

Beispiel zu Mitgefühl (Szene: Das Kind zeltet auf eigenen Wunsch in Ihrem Garten)

Ihr Kind sitzt bei strömendem Regen in einem undichten Zelt. Es tropft hinein.

Sie sehen das, nehmen Ihre Jacke, kriechen zu Ihrem Kind ins Zelt und sagen wohlwollend: »So ein Pech, das tut mir so leid, dass es jetzt regnet. Hmm, aber wie wäre es, wenn ich zu dir komme, dann werden wir vielleicht beide nass (lächelnd), und wenn wir nicht mehr mögen, gehen wir zusammen rein. Wie findest du den Plan?«

Beispiel zu Mitleid (selbe Szene wie oben)
Ihr Kind sitzt bei strömendem Regen in einem undichten Zelt. Es tropft hinein.

Sie gehen zum Zelt und sagen kühl: »Hmm, was für ein Pech, das muss jetzt echt blöd sein.« Dann gehen Sie wieder zurück ins Haus und rufen noch in den Garten: »Du weißt ja, wo die Tür ist und wo es trocken ist«.

Was glauben Sie, wie sich das Kind fühlt? Was fördert die Verbundenheit zwischen Eltern und Kind? Dies sind rhetorische Fragen, wir empfehlen ganz klar, auf die Karte »Mitgefühl« zu setzen.

Wir möchten Sie nun bitten, klassische Selbstaussagen zu überlegen, in denen Sie angemessenes Mitgefühl für sich selbst zum Ausdruck bringen und spürbar machen können. Selbstmitgefühl und Selbstfürsorge zählen zu den sogenannten Resilienzfaktoren, das heißt, sie helfen Menschen, gut durch schwierige Situationen zu kommen. Wäre das nicht etwas, was Sie Ihrem Kind auch wünschen würden: Widerstandskraft bzw. Resilienz?

Am besten lässt sich Mitgefühl vermitteln, wenn man dazu fähig ist, sich selbst gegenüber mitfühlend zu sein. Widmen Sie sich dafür der folgenden Übung.

Zum Ausprobieren

Überlegen Sie, wie Sie sich in schwierigen Situationen Trost zusprechen und sich beruhigen könnten. Schreiben Sie Ihre persönlichen Beruhigungs- bzw. Trostsätze auf, die sich für Sie am besten anfühlen, und die Sie in den kommenden Wochen für sich selbst ausprobieren möchten.

Wenn Sie hierzu konkrete Beispiele wünschen, finden Sie im folgenden Kasten verschiedene Formulierungen. Manchmal sind solche konkreten Vorschläge sehr hilfreich, z. B. wenn man als Kind solche einfühlsamen, tröstenden und verständnisvollen Worte viel zu selten oder auch nie gehört hat. Bedienen Sie sich gerne an den Vorschlägen und ergänzen bei Bedarf Ihre oben genannten »Trostsätze«.

Ansprache des Kompetenten Modus an das innere verletzte Kind

Bitte suchen Sie sich aus den nachfolgenden Bereichen diejenigen Aussagen bzw. Sätze heraus, die für Sie stimmig sind. Wählen Sie insgesamt mindestens drei aus, gerne auch mehr, mit denen Sie sich für sich und für Ihr Kind weitestgehend identifizieren können und authentisch nach innen (zu sich selbst) oder nach außen (zu Ihrem Kind).

Empfehlung: Lesen Sie die Sätze sich selbst laut vor und spüren Sie in sich, wie es sich anfühlt, wenn Sie sich sie sagen hören. Als Hilfestellung können Sie sich auch vorstellen, Sie würden zu Ihrem allerbesten Freund bzw. zu Ihrer allerbesten Freundin sprechen oder zu Ihrem eigenen Kind und / oder zu Ihrem geliebten Haustier.

Sprich mit dir selbst, als würdest du mit deinem besten Freund sprechen:
»Wir halten zusammen. Wir sind Freunde. Für mich bist du der / die Größte. Ich bin so stolz auf dich. Du verdienst nur das Beste! Niemand darf dich so behandeln. Das hast du nicht verdient. Ich werde dich nicht allein lassen. Das lasse ich nicht noch mal zu. Glaub' mir, ich bin so stolz, an deiner Seite zu sein. Nichts würde jemals meine Gefühle für dich ändern. Du bist jemand / etwas ganz Besonderes.«

Sprich mit dir selbst, als würdest du zu deinem eigenen (realen) Kind sprechen:
»Ich bin für dich da. Ich bin froh, in diesem Moment hier zu sein. Ich möchte dir auch danken, dass du mir deine Gefühle und deine Tränen gezeigt hast; danke dafür, jetzt weiß ich, wie du dich fühlst ... Wenn dir danach ist, weine ruhig. Alle Menschen sind mal traurig und dann tut es gut, weinen zu können. Ich mag und bewundere dich für deine Gefühle. Sie sind so echt. Ich weiß zwar, dass sie sich im Moment nicht gut anfühlen, deswegen bin ich froh, hier bei dir zu sein und sie mit dir zusammen auszuhalten; bitte schäme dich nicht wegen deiner Tränen. Wenn ich darf, werde ich sie dir trocknen. Ich werde auf jeden Fall hier bei dir sein, solange du willst. Möchtest du mir davon erzählen, wie du dich fühlst?

Glaube mir, ich bin so froh, hier bei dir zu sein, und ich bin so stolz, dein / e ... zu sein (Vater / Mutter / Clevermodus / Partner / Freund etc.). Du bist ein tolles Kind, ich liebe dich so sehr.«

Sprich mit dir selbst, als würdest du zu deinem geliebten Haustier sprechen: »Du bist das Süßeste, was ich je gesehen habe. Ich fühle mich so wohl mit dir. Und es ist fantastisch für mich, wenn du deine Gefühle mit mir teilst. Wir teilen dann dieselben Gefühle. Dafür bin ich so dankbar und eines verspreche ich dir: Ich werde mich um dich kümmern. Wir halten zusammen, du zu mir, und ich zu dir. Bei mir bist du sicher, und ich werde alles daransetzen, dich zu beschützen. Vielen, vielen Dank, dass du da bist. Mein Leben ist so reich mit dir.«

Selbstfürsorge und innere Widerstände

Wenn Sie für sich nun passende Formulierungen gefunden haben und diese im Alltag dann anwenden möchten, kann es vorkommen, dass Sie einen inneren Widerstand verspüren: Sie könnten vielleicht denken, dass es albern ist oder sich befremdlich anfühlt, in dieser Art und Weise mit sich selbst zu sprechen. Es ist ganz normal, wenn diese innere fürsorgliche Sprache bei Ihnen erst mal innere Widerstände erzeugt. Woher kommen diese? Im oft hektischen Alltag sind wir es nicht gewöhnt, fürsorglich mit uns selbst umzugehen, oder wir denken, für so etwas doch gar keine Zeit zu haben. Unter anderem können diese Widerstände aber auch durch Erfahrungen entstehen, die wir als Kinder mit unseren Eltern bzw. in der Gesellschaft und Kultur erlebt haben, wenn uns selbst nur wenig fürsorglich begegnet wurde.

Beispiel

Sie lieben Ihre Tochter über alles und zeigen ihr es auch, aber Ihre Tochter verhält sich manchmal Ihnen gegenüber auch rüde und respektlos. Natürlich fühlen Sie sich nicht wertgeschätzt und mehr oder weniger gekränkt, vor allem vor dem Hintergrund, was Sie Ihrer Tochter schon alles gegeben und ermöglicht haben. Ihr inneres verletztes Kind wird nun vielleicht denken und fühlen: »*Das ist gemein und ungerecht.*« Wir finden, Ihr inneres Kind hat recht und verdient erst mal, gesehen, gehört und versorgt zu werden. Die Frage ist nun, wie Sie auf Ihr eigenes inneres Kind reagieren: Vielleicht kam es bisher häufig zu dieser Art von innerem Dialog: »*Töchterchen, so nicht! Komm' du nochmal mit irgendeiner Bitte zu mir, dann wirst du mich kennenlernen!*« Diese innere Haltung (*Ich sage jetzt nichts, zahle es dir aber anders heim*) könnte vergangene Erfahrungen in Ihnen widerspiegeln, vielleicht, wie Sie selbst von Ihren Eltern oder

Großeltern behandelt wurden (Prinzip: Auge um Auge, Zahn um Zahn). Ihr inneres verletztes Kind hat jedoch nichts davon. Im Gegenteil: Vielleicht hat es früher eine fürsorgliche Reaktion zu selten erfahren und das Ganze setzt sich nun fort. Sie wiederholen und geben das weiter, was Sie damals vermisst haben. Wenn Sie nun diese »Tradition« fortsetzen, könnten Sie zu dem Schluss kommen, dass Ihre *Ich-zahle-es-dir-heim*-Reaktion eine normale und für Sie stimmige Reaktion ist, so wie Sie es früher erlebt haben. Sie denken sich: *So bin ich halt; das ist meine Art, mit Ungerechtigkeit umzugehen.* Es kommt Ihnen nicht angebracht vor, Ihrem Kind gegenüber von Ihren Gefühlen und Empfindungen zu sprechen.

Folgen. Möglicherweise wird Ihnen früher oder später bewusst, dass Ihre Vermeidung, offen über Ihre Kränkung bzw. Enttäuschung offen zu sprechen, dem Kind kein gutes Modell war. Das könnte z. B. dann der Fall sein, wenn Ihr Kind sich in der Schule zu viel gefallen lässt, wenn es sich nicht richtig behaupten kann und stillschweigend unfaires Verhalten anderer Mitschüler hinnimmt.

Modell für Selbstfürsorge. Wenn Sie jedoch den neuen Weg der Selbstfürsorge für Ihr eigenes inneres Kind wählen, ihm erst mal gut zusprechen und im Anschluss besonnen handeln, entstehen neue Lösungen, die Ihre Bedürfnisse und die Ihres Kindes im Blick haben. So kann auch Ihre Tochter lernen, die eigenen Gefühle klug und offen anzusprechen und damit die Grundlage zu schaffen, respektvoll und klar in der Sache die Grenzen abzustecken.

Wir glauben, dass wir Kindern gute Dienste erweisen, wenn wir ihnen beibringen, mit ihren Gefühlen klug umzugehen und sich für ihre Interessen bzw. Bedürfnisse angemessen einzusetzen. Wichtig ist es, wie so oft, dass wir als Eltern als ein gutes Modell dienen. Das ist nicht immer einfach und geht auch nicht von heute auf morgen, es lohnt sich jedoch, hier zu investieren und uns selbst als Erwachsene noch weiterzuentwickeln. So können wir auch unsere Kinder in ihrer Entwicklung begleiten, denn über Enttäuschungen, Ärger, Ängste, Traurigkeit zu sprechen, gehört auch zu den Meilensteinen in der kindlichen Entwicklung, zumindest werden dort die Grundlagen dafür geschaffen.

Gelernt ist gelernt

Wir haben bereits beschrieben, dass Verhaltensmuster oft schon in der Kindheit entstehen als Folge aus der Interaktion von Temperament und Lebenserfahrungen und insbesondere davon, wie unsere Eltern sowie weitere Bezugspersonen damals unsere Bedürfnisse haben erkennen und befriedigen können. Diese Erfahrungen machen irgendwann einen Teil unserer Persönlichkeit aus. Und so kann es auch vorkommen, dass sich schädliche und nicht hilfreiche Erlebens- und Verhaltensmuster als ganz normal, stimmig und passend zum Selbstbild anfühlen. Wie genau geht das vor sich? Das lässt sich gut mit dem Bezug zu den verschiedenen Modi erklären.

Wenn grundlegende Bedürfnisse eines Kindes frustriert werden – etwa der Wunsch, mit seinen Gefühlen und Bedürfnissen gesehen zu werden –, kann zunächst der Modus des verletzten Kindes aktiviert werden. Je nach Temperament und Situation zeigen sich zusätzlich auch andere Kindmodi, bspw. der ärgerliche, impulsive oder egozentrische Anteil.

Idealerweise erkennen die Eltern diesen Modus des verletzlichen Kindes frühzeitig, reagieren einfühlsam und unterstützen das Kind aktiv beim Umgang mit der Enttäuschung. Wird der verletzte Kindmodus jedoch nicht wahrgenommen – etwa weil Vater oder Mutter in diesem Moment abgelenkt, gestresst oder selbst emotional nicht präsent ist –, kann es auf Seiten des Kindes sehr schnell zu einem Wechsel in einen Bewältigungsmodus kommen. Es muss ja irgendwie mit der Frustration seines Bedürfnisses klarkommen. Das Kind reagiert dann bspw. mit Trotz, Widerstand oder oppositionellem Verhalten. Die ursprünglich erlebte Enttäuschung wird dabei durch Ärger und Abwehr überlagert.

Solche Moduswechsel geschehen oft innerhalb weniger Sekunden und sind erlernte, frühkindliche Reaktionen auf unerfüllte Bedürfnisse. Es ist für viele Bezugspersonen des Kindes nicht so leicht, diese dynamischen Wechsel zu durchschauen und mit ihnen umzugehen. Unwissenheit und Unsicherheit im Umgang mit kindlichen Bewältigungsreaktionen könnten z. B. dazu führen, dass Eltern oder pädagogische Bezugspersonen zu streng oder abweisend reagieren (»So redest du nicht mit mir!«) oder – im anderen Extrem – zu nachgiebig handeln und das Kind dadurch keine klare Orientierung oder emotionale Sicherheit erhält.

Dem Kind ist dieser innere Wechsel oft nicht bewusst. Der Trotz oder das emotionale Vermeidungsverhalten wird von ihm nicht bewusst als Schutzreaktion wahrgenommen. Vielmehr hält das Kind diese heftige Reaktion für das eigentliche, berechtigte Gefühl bzw. Verhalten. Dadurch werden die ursprünglichen verletzten Anteile nicht wahrgenommen und nicht verarbeitet. Wenn Bezugspersonen dann ablehnend oder überfordert reagieren, verstärkt sich möglicherweise das Gefühl der Kränkung – die Situation kann eskalieren oder aber dazu führen, dass das Kind lernt, sich durch Unterwerfung oder Nachgiebigkeit zu regulieren. Indem es klein beigibt, kann es die Situation erstmal bewältigen, es ist jedoch keine dauerhaft hilfreiche Strategie, sie ist dysfunktional. Da sich Abläufe wie der hier beschriebene jedoch oft wiederholen, wird das gezeigte Verhalten als Bewältigungsmaßnahme irgendwann automatisiert und verfestigt.

Im weiteren Verlauf – insbesondere im Jugend- oder Erwachsenenalter – werden diese kindlichen dysfunktionalen Bewältigungsmodi zunehmend mit Überzeugungen und Glaubenssätzen unterfüttert. Die ursprüngliche emotionale Ursache tritt mehr und mehr in den Hintergrund, und das Verhalten erscheint dem Betroffenen als fester Teil seiner Persönlichkeit. Aussagen wie »*Ich war schon immer so*« oder »*Ich kann da nichts dafür – die anderen sind schuld*« spiegeln wider, dass das Verhalten als zur Persönlichkeit zugehörig erlebt wird (fachsprachlich »ich-synton« genannt), d. h. es fühlt sich stimmig, richtig und selbstverständlich an, obwohl es auf früheren, inadäquat befriedigten Grundbedürfnissen basiert.

Für den kommenden Abschnitt möchten wir gerne nochmal die Bedürfnisse ins Zentrum rücken. Es macht aus unserer Sicht wenig Sinn, dass sich Eltern ausschließlich auf die Bedürfnisse ihrer Kinder fokussieren und versuchen, allein diese zu befriedigen. Natürlich sind auch die elterlichen Bedürfnisse wichtig und nicht (dauerhaft) zu vernachlässigen.

Auch wenn wir Erwachsene in der Regel mehr Toleranz bei einer Bedürfnisfrustration aufbringen können als Kinder, sind auch wir irgendwann damit am Ende. Wenn das innerhalb der Familie geschieht, dann stehen sich möglicherweise Eltern und Kinder wie in einem Wettkampf gegenüber: Wessen Bedürfnisse haben dann Vorrang, wer ist jetzt wichtiger? Eltern und Kind können dann sehr unversöhnlich und verletzend miteinander umgehen.

Sicherlich laufen jetzt schon Ihre Gedanken wie von selbst los und listen auf, welche Bedürfnisse *Sie* im Erziehungsalltag haben. Halten Sie hier bitte einen Moment inne. Im Familienalltag ist es unerlässlich, die Bedürfnisse von allen Beteiligten so gut wie möglich im Blick zu haben. Wer hat welche Bedürfnisse und wer kann sie am besten erfüllen? Geht das sofort oder kann man es etwas aufschieben? Was genau sind die Bedürfnisse der Kinder? Was können die Kinder zur Erfüllung Ihrer Bedürfnisse beisteuern und was könnten Sie besser von anderer Stelle (z. B. Freund:in oder Partner:in) bekommen? Es ist zentral für das Wohlbefinden von allen, die Bedürfnisse und deren Befriedigung möglichst auszugleichen.

10.1 Bedürfnisse ausbalancieren

Eine Balance zwischen den eigenen Bedürfnissen und denen des Kindes ist aus unserer Sicht wichtig, weil das Kind lernen muss, dass beide Seiten wichtig sind: Kinder brauchen zwar Aufmerksamkeit und Fürsorge, aber Eltern müssen auch auf sich selbst achten, um langfristig gesund zu bleiben und ein »starkes Modell« für ihre Kinder zu sein. Darüber können dann auch gesunde Beziehungen entstehen: Wenn Eltern und Kinder nämlich ihre Bedürfnisse wahrnehmen und respektieren, wächst gegenseitiges Vertrauen und Verständnis. Dadurch werden Konflikte weniger destruktiv, denn wer seine eigenen Grenzen kennt und auf die des anderen achtet, erlebt weniger Streit bzw. kann diesen besser lösen. Darin können Eltern ein tolles Vorbild sein, sodass die Kinder von ihnen lernen, wie man mit eigenen Gefühlen gut umgeht. Letztlich wird dadurch langfristig das Wohlbefinden gesteigert, denn wer gut für sich sorgt, kann auch dauerhaft gut für andere sorgen – das gilt für Eltern und Kinder gleichermaßen.

Was tun Sie, um gut für sich selbst zu sorgen? Welche Hilfen geben Sie Ihren Kindern in dieser Hinsicht? Wir haben Ihnen im nachfolgenden Kasten eine Checkliste angefügt, mit der Sie überprüfen können, ob und in welchem Ausmaß Sie schon geübt sind, ein gutes Modell für Bedürfnisbefriedigung abzugeben.

Zum Ausprobieren

Bitte skalieren Sie unten in der Bedürfnis-Checkliste, wie häufig Sie die einzelnen Punkte dieser Liste im Alltag umsetzen können, wobei die Skalierung von 1 bis 4 reicht: 1 = fast immer, 2 = oft, 3 = selten, 4 = nie.

Sie können auch einen Menschen fragen, der Sie gut kennt und dessen Rückmeldung Sie schätzen. Eine solche Rückmeldung kann hilfreich sein, eine ergänzende Perspektive einzunehmen und zu erfahren, wie Sie von außen wahrgenommen werden. Besonders wertvoll kann so eine Rückmeldung sein, wenn man vielleicht zu kritisch mit sich ist oder auch möglicherweise »blinde Flecken« hat, z. B. weil gewisse Eigenschaften als gegeben und unveränderbar erscheinen (s. obigen Kasten zur Entstehung von Erlebens- und Verhaltensmustern). Bitte ergänzen Sie noch Punkte in der Checkliste, die Ihnen mit Blick auf allgemeine Bedürfnisse des Kindes, der Eltern bzw. anderer Familienmitglieder wichtig erscheinen.

Bedürfnis-Checkliste:	Eigene Einschätzung Skalierung (1–4)	Einschätzung andere Person Skalierung (1–4)
Ich sorge gut für mich selbst und gönne mir Pausen.		
Ich setze meine eigenen Grenzen klar und freundlich.		
Ich bin ein Vorbild im respektvollen Umgang mit Bedürfnissen.		
Ich bin für mein Kind im Allgemeinen gut ansprechbar.		
Ich höre meinem Kind aufmerksam und ohne Vorurteile zu.		
Ich kann mein Kind gut loben.		
Ich kann mit meinem Kind herzlich lachen.		
Ich beziehe mein Kind bei wichtigen Entscheidungen mit ein.		
Ich helfe meinem Kind, seine Gefühle zu erkennen / benennen.		
Ich bin flexibel und passe mich der Situation an.		
Ich bin wertschätzend und gleichzeitig anleitend-konsequent.		

Woran möchten Sie noch arbeiten?

Aus der Tabelle haben Sie einige Formulierungen zu Bedürfnissen kennengelernt, evtl. ergänzt und für sich selbst in Sachen Umsetzungshäufigkeit im Alltag skaliert. Hieraus können Sie schon eigene Ideen entwickeln, was Ihnen derzeit in der Umsetzung noch nicht richtig gut gelingt, wo Bedürfnisse nicht vollständig befriedigt werden und woran Sie in Zukunft noch weiterarbeiten wollen. Möglicherweise wären gewisse Bedürfnisse prinzipiell von Ihnen umsetzbar, aber es gibt Umstände, die dies zu einer anstrengenden Herausforderung werden lassen, oder es bestehen starke Belastungen in Ihrem Alltag (z. B. durch Homeoffice-Anforderungen, Versorgung von Geschwisterkindern, Haushaltserledigungen, Erkrankungen etc.). Wenn Sie vor solchen großen und dauerhaften Belastungen stehen, empfehlen wir, eine Beratungsstelle aufzusuchen. Dort kann gemeinsam sortiert und geplant werden, wie Sie wo und wann welche Aufgaben im Alltag übernehmen können und was unrealistisch erscheint. Adressen und Links hierzu finden Sie im Anhang.

Bedürfnisse erkennen und angemessen befriedigen

Wir möchten im Weiteren mit Ihnen auf die prinzipielle Fähigkeit, gewisse Bedürfnisse zu erkennen und zu befriedigen, eingehen. Weiter unten finden Sie freie Zeilen, in denen Sie Aspekte aus der o. g. Checkliste eintragen können, um zu überlegen, wie Sie Kompetenz in diesen Punkten noch weiterentwickeln möchten. Haben Sie schon Ideen, wie Sie diesbezüglich einen Schritt weiterkommen könnten? Schreiben Sie sich gerne dazu einige Stichpunkte auf (z. B. mehr mit meinem Kind über Gefühle reden, Partner mehr mit einbeziehen, gutes Zeitmanagement zur Frage, wessen Bedürfnisse wann befriedigt werden etc.).

Bevor wir in den Abschnitten 10.3 und 10.4 über einige konkrete Verhaltensstrategien nachdenken, die wir aus positiven Schemata und hilfreichen Modi ableiten wollen, möchten wir Ihnen noch ein übergeordnetes Konzept von Brad Stuhlberg (2022), amerikanischer Bestsellerautor und Coach, vorstellen: Rugged Flexibility.

10.2 Stark und beweglich zugleich

Das Leben mit Kindern ist voller Freude, aber auch mit Herausforderungen verbunden. Es hält zahlreiche Überraschungen bereit – manche harmlos, andere von größerer Tragweite. Eltern tun daher gut daran, den Familienalltag mit einer Mischung aus Standfestigkeit und Flexibilität zu gestalten. Das Konzept der »Rugged Flexibility« beschreibt anschaulich, was damit gemeint ist und wie dieses Gleichgewicht gelingen kann.

Was ist Rugged Flexibility

Rugged Flexibility beschreibt eine Haltung, die Widerstandskraft (*rugged* = robust, stark) mit Anpassungsfähigkeit (*flexibility* = flexibel, beweglich) verbindet.

Das Konzept zeigt auf, wie Menschen in schwierigen Situationen nicht nur robust und stark, sondern auch flexibel und beweglich sind und so auf Veränderungen entlang ihrer Werte und Normen angemessen reagieren können.

Warum »Rugged Flexibility« für Eltern? Wir halten dieses Konzept für wichtig, weil auch Eltern im Erziehungsalltag oft in ihrer ganzen Robustheit angefragt sind und in dieser Funktion klare Werte, Überzeugungen und Ziele vertreten sollten, letztlich um ihren Kindern das Bedürfnis nach Struktur und Orientierung zu befriedigen. Zusätzlich kann es im Alltag aber auch hilfreich sein, nicht zu starr an einem bestimmten Plan oder Vorhaben festzuhalten, besonders dann, wenn das Kind komplett in eine Blockadehaltung geht oder es andere Gründe gibt, die die Umsetzung des ursprünglichen Plans unmöglich machen. Je nach Bedürfnislage des Kindes und tatsächlich verfügbaren alternativen Wegen sind Eltern gut beraten, andere Strategien bzw. Wege einzuschlagen, d.h. anpassungsfähig zu bleiben (flexibility).

Der Fürsorge- und Anleitungsmodus hat die Prinzipien der Bedürfniserfüllung in seiner DNA einverleibt, das heißt, in wichtigen Fragen, z.B. wie die Familie im Streitfall miteinander umgeht, bleibt er standhaft (z.B. *Wir beleidigen uns nicht gegenseitig*), ist aber beweglich und sucht in Zusammenarbeit mit dem Kind nach alternativen Wegen, Differenzen zu klären bzw. eigene Bedürfnisse zu kommunizieren.

Mit Kindern gleicht kein Tag dem anderen. Der Familienalltag ist oft voller Überraschungen: Kinder probieren sich fortlaufend aus und entwickeln sich entlang ihrer Entwicklungsagenda (siehe Abschn. 6.2). Dazu gibt es Krankheiten, Unfälle, Krisen in der Schule, aber auch in sozialer und emotionaler Hinsicht. Eltern, die ausschließlich dem Prinzip »rugged« folgen, riskieren, zu starr zu werden und sich in unnötige Kämpfe zu verstricken. Solche Kämpfe (Wer setzt sich durch) sind nicht nur anstrengend, sondern hinterlassen meist auch Schrammen auf der Beziehungsebene. Andererseits können Eltern, die ausschließlich dem Prinzip »flexible« folgen, Gefahr laufen, keine klare Orientierung und Struktur zu bieten. Das Kind wird dadurch eher ermutigt, alles infrage zu stellen und erwartet dann, dass alles ausdiskutiert wird. Auch das ist sehr anstrengend und am Ende oft frustrierend für das Kind, weil es sich eventuell mehr Mitspracherecht erhofft hat. Es zeigt sich also, dass eine Mischung dieser beiden Prinzipien hilfreich ist, letztlich um das Kind sicher zu begleiten und gleichzeitig auf Veränderungen angemessen zu reagieren.

Beispiel

Beispiele im Erziehungsalltag

Situation	Prinzip: robust und stabil	Prinzip: frei und beweglich
Ihr Kind möchte nicht zur Schule	Sie halten daran fest, dass Schulbesuch wichtig ist.	Sie versuchen, den Grund zu ermitteln, und suchen gemeinsam nach Möglichkeiten, es für das Kind leichter zu machen (z. B. Gespräch mit Lehrkraft).
Regeln für Mediennutzung	Sie bleiben dabei, dass es Grenzen für die »Bildschirm«-Zeit geben muss, erklären sich aber bereit, über die Zeiten nachzudenken.	Sie passen die Zeiten in den Ferien oder am Wochenende an, legen sie gemeinsam mit Ihrem Kind in einem ruhigen Gespräch fest.
Ihre Kinder beleidigen sich und benutzen üble Schimpfwörter	Sie bestehen darauf, dass niemand in der Familie so beschimpft oder beleidigt wird (»Ich lasse es nicht zu, dass irgendjemand in unserer Familie so beleidigt wird, schon gar nicht von Familienmitgliedern selbst.«)	Sie versuchen, dem Konflikt auf den Grund zu gehen und verschieben eventuell eine Klärung auf später, wenn sich alle »abgekühlt« haben.

Wichtig

Wie Eltern zur Haltung »Rugged Flexibility« kommen

Eltern können Rugged Flexibility entwickeln, indem sie sich zunächst ihrer Werte bewusst werden und klare Erziehungsziele formulieren. Von da aus lassen sich dann auch alternative Lösungswege finden, wenn die erste Strategie nicht funktioniert hat. Dabei ist es hilfreich, den Fürsorge- und Anleitungsmodus als »Anwalt der Bedürfnisse« zu aktivieren: Mithilfe der Fürsorgekomponente kümmern sich Eltern um das emotionale Wohl ihres Kindes, während die Anleitungskomponente die aktive Unterstützung, angemessene Grenzsetzung und Erklärung von Lernschritten umfasst. Es ist vor allem die flexible Zusammenarbeit zwischen Fürsorge- und gleichzeitiger Anleitungskomponente, die es Eltern ermöglicht, sozio-emotionale oder familiäre Belastungen rechtzeitig zu erkennen, bei Überforderung um Hilfe zu bitten und diese dann auch anzunehmen. Unentbehrlich ist dabei, Pausen für sich und die Kinder zuzulassen und sich selbst regelmäßig zu hinterfragen, ob man auf elterlicher Seite an etwas Sinnvollem festhält oder nur aus Gewohnheit, Überlastung, Mangel an Ideen zu Alternativen nicht vom ursprünglichen Plan ablassen kann. Wenn der Grund in einer Überforderung oder bloßen Gewohnheit liegt, lohnt es sich, um Bedenkzeit zu bitten und das Problem später noch einmal zu beleuchten, wenn möglich mithilfe anderer Menschen, die vielleicht zusätzliche Ideen für neue Wege haben. Nachfolgend haben wir einige wichtige Fragen für Sie aufgeschrieben, um dem Fürsorge- und Anleitungsmodus die nötigen Leitplanken bzw. Grundhaltung samt Werten zu verleihen.

Eigene Werte kennen

Was ist Ihnen als Mutter / Vater wirklich wichtig? (z. B. Sicherheit, Fairness, Ehrlichkeit, Gerechtigkeit, gegenseitiger Respekt etc.)

Ziele klar formulieren

Mit diesen Werten im Blick, was genau soll Ihr Kind lernen? (z. B. Verlieren lernen, Gefühle zu regulieren, mit Worten zu wehren, Regeln zu akzeptieren etc.). Bitte beschränken Sie sich auf 2–3 Ziele, die erste Schritte in Richtung o. g. Werte darstellen.

Strategien-Auswahl

Bitte notieren Sie, wie Sie den o. g. Zielen näherkommen könnten (z. B. Ziel: Verlieren lernen – Strategien: Mensch-ärgere-dich-nicht spielen oder Würfelspiele aussuchen, zur Sportveranstaltung gehen, in anderen Tätigkeiten Unterlegenheit ertragen lernen). Bitte finden Sie für zwei Lernziele (s. o.) je mindestens drei Wege in Richtung Zielerreichung.

Eigene Blockaden kennen

Wann könnte es Ihnen schwerfallen, unterschiedliche Lösungsansätze auszuprobieren, z. B. wenn der erste nicht funktioniert hat oder das Kind es, aus welchen Gründen auch immer, nicht akzeptieren möchte? In welchen Momenten haben Sie schon bemerkt, dass Sie in der Erziehung eher zu starr sind?

Emotionale Selbstfürsorge

Wie gut können Sie eigene Belastungen erkennen? Bitte schreiben Sie typische Beispiele auf, wenn Sie eigentlich selbst eine emotionale Unterstützung gebraucht hätten (z. B. bei der Hausaufgabenunterstützung).

Reflexion üben

Überlegen Sie regelmäßig, z. B. abends, wie Ihnen das »Rugged-Flexibility«-Prinzip im Kontakt mit Ihrem Kind gelungen ist.

Erfolgreiche Momente

Abschließend möchten wir Sie noch bitten, aufzuschreiben, wo bzw. in welchen Situationen Sie in den letzten Wochen und Monaten besonders erfolgreich waren, was die Kombination Standfestigkeit und Flexibilität betrifft.

Im folgenden Abschnitt möchten wir mit Ihnen überlegen, wie Sie Ihre Sammlung an sinnvollen und hilfreichen Verhaltensstrategien noch erweitern können, um im Bedarfsfall auch eine angemessene Flexibilität zeigen zu können.

10.3 Schätze wirksam nutzen

Gesunde Muster bzw. positive Schemata gelten in der schemageleiteten Erziehungsberatung als innere Ressourcen. Sie sind sozusagen die »gesunden Brillen«, die bedürfnisgeleiteten Leitplanken für den Alltag aufstellen und so dem Fürsorge- und Anleitungsmodus samt weiterer gesunder Modi eine Orientierung geben (siehe unten).

In diesem Abschnitt möchten wir Sie nun – von Ihren positiven Schemata und Modi ausgehend – einladen, hilfreiche Strategien für die Beziehungsgestaltung zu Ihrem Kind und die Bewältigung von schwierigen Situationen im Alltag abzuleiten. So können Sie mithilfe Ihrer Ressourcen aus dem »immer selben Theater« aussteigen und Ihr Skript neu, an Ihren Werten orientiert, gestalten.

Zum Ausprobieren

Positive Schemata nutzen

Bitte blättern Sie dafür in diesem Buch einige Seiten zurück und übertragen Sie die vollständigen Namen Ihrer drei positiven Schemata aus Abschnitt 8.1 (Tabellen 5 und 6) in die linke Spalte der untenstehenden Tabelle 18 und ergänzen Sie Strategien, die sich aus diesen positiven Schemata ableiten lassen. Ein Beispiel ist in der ersten Zeile beigefügt.

Tabelle 18 Verhaltensstrategien auf Basis positiver Schemata

Positive Schemata (stabile innere Muster)	Hilfreiche Verhaltensstrategien im Erziehungsalltag, die aus dem positiven Schema heraus entwickelt werden können
Beispiel: Angenommen sein	Dem Kind regelmäßig zeigen, dass es geliebt und willkommen ist – auch bei Fehlern. Ansonsten viel loben, auch für Kleinigkeiten wertschätzen: *Du bist ein tolles Kind!*

Allgemein gilt: Werte und Normen bieten uns Leitplanken in einem unübersichtlichen Gelände, positive Schemata geben uns die Kraft, die Energie und das Durchhaltevermögen, diese Wege in unserer persönlich passenden Geschwindigkeit und auf eine angenehme Art und Weise zu benutzen. Die Modi sind nun die »inneren« Akteure, die als inneres Team gemeinsam die Arbeit leisten müssen, und deswegen ist es wichtig, hier besonders die Modus-Leitung (Clevermodus) samt seines Kompetenzteams (funktionale Modi) mit einzubeziehen.

Der kommende Abschnitt handelt deswegen von der Frage, wie wir Kinder unterstützen können.

Positive Modi nutzen. Kompetente funktionale Modi nehmen in der Modusarbeit eine besondere Rolle ein: Sie gelten als besonders wichtige Akteure, die die Kraft und das Können haben, eine positive Stimmung im Team zu erzeugen. Sie werden gecoacht vom Fürsorge- und Anleitungsmodus, der – auf der inneren Bühne der Eltern – als »Mastermind« und Chef bzw. Chefin die Gruppe der *kompetenten Elternmodi* leitet und organisiert.

Kreative Modus-Benennung. Wir haben Ihnen in der folgenden Tabelle 19 weitere kompetente Modi von Eltern vorgeschlagen, und zwar solche, die pragmatisch nach den Aufgaben bzw. Zielen benannt sind. Hier finden Sie z. B. den »elterlichen Erforschermodus«, der freudvoll und initiativ das reale Kind begeistern möchte, ein neues Themenfeld zu erkunden.

Wir hoffen, dass Ihnen dieser neue und kreative Zugang zu Ihren eigenen positiven Modi entgegenkommt und auch ein wenig Spaß macht. Bitte fühlen Sie sich frei, weitere Modi zu benennen, mit denen Sie sich identifizieren können und die Ihnen ganz pragmatisch einen positiven Zugang zum Kind erleichtern.

Beispiel: Wenn Sie sich gerne mit »Sudoku« beschäftigen und das Kind in dieser Aktivität mit einbeziehen möchten (z. B. um gemeinsam eine schöne und harmonische Zeit zu verbringen), dann nennen Sie diesen Modus doch einfach »Sudoku«-Modus und sagen zu Ihrem Kind: *Hallo [Vorname des Kindes], ich bin gerade in meinem »Sudoku-Modus« [lächelnd] und frage mich, ob du Lust hast, mitzumachen*?) Ob das Kind mitmacht oder nicht, ist zweitrangig. Wichtig ist vor allem die Tatsache, dass Sie auf das Kind zugehen und die Botschaft vermitteln: *Ich bin gerne mit dir zusammen.*

Bitte tragen Sie in Tabelle 19 ein, wie die benannten Modi gefüllt werden könnten (sofern sie auf Sie zutreffen) und/oder ergänzen Sie bitte zusätzliche Modi, mit denen Sie sich identifizieren können. Für die Leitung Ihres Modus-Teams (den Fürsorge- und Anleitungsmodus) haben wir bereits den Kasten exemplarisch gefüllt. Vielleicht möchten Sie aber noch etwas ergänzen?

Tabelle 19 Hilfreiche elterliche Modi mit möglichen Verhaltensweisen

Elterliche Modi (Akteure der inneren Bühne)	Hilfreiche Verhaltensweisen im Erziehungsalltag, die von funktionalen Modi ausgeführt werden
Team-Leitung: Fürsorge- und Anleitungsmodus	Zuwendung, Trost, emotionale Verfügbarkeit zeigen – auch in stressigen Momenten, gleichzeitig klare Orientierung geben, Regeln erklären und konsequent, aber freundlich umsetzen.
Erforschermodus	z. B. mit dem Kind Neues ausprobieren, Fragen stellen, Neugier fördern
Selbstfürsorgemodus	z. B. eigene Pausen / Unterstützung organisieren, um langfristig belastbar zu bleiben
Kooperationsmodus	z. B. Entscheidungen, die das Kind betreffen, gemeinsam treffen (altersangemessen)
Problemlösungsmodus	z. B. Ziele in kleine Schritte zerlegen und mit dem Kind Lösungen entwickeln

Zum Ausprobieren

Tagesreflexion: Schritte in Richtung meines Ziels

Um erfolgreicher in der Umsetzung des Gelernten zu werden, empfehlen wir Ihnen probeweise, für 14 Tage jeden Tag folgende zwei Fragen zu beantworten und mit Stichpunkten zu dokumentieren:

(1) Was haben Sie in den letzten 24 Stunden getan, das Ihnen geholfen hat, Ihrem Ziel [...] näher zu kommen?

(2) Was möchten Sie in den nächsten 24 Stunden tun, um einen weiteren kleinen Schritt in Richtung Ihres Ziels [...] zu gehen?

Schreiben Sie dafür in die Überschrift, was genau Ihr Ziel ist: z. B. *positive Beziehung zu meinem Kind aufbauen* oder *Meinem Kind helfen, erfolgreich und schnell die Hausaufgaben zu erledigen.*

Bei dieser Übung handelt es sich also um einen systematischen Selbststrukturierung und -Managementansatz, der Ihnen hilft zu überlegen, was Ihnen wichtig ist und wie Sie dieses Ziel erreichen möchten.

Wir finden diese Übung überaus hilfreich und wenn Sie die Disziplin, Zeit und Energie haben, setzen Sie sie gerne fort, vielleicht können Sie dann ja auch auf ein Zeitintervall von 48 oder 72 Stunden wechseln. Sie finden diese Tabelle auch im Online-Material zum Buch, die Sie ausdrucken können (AB 2 Tagesreflexion: Schritte in Richtung meines Ziels).

Mein Ziel ist es, ______________________________

Datum	**Was habe ich in den letzten 24 Stunden getan, das mir geholfen hat, meinem Ziel näher zu kommen?**	**Was möchte ich in den nächsten 24 Stunden tun, um einen weiteren kleinen Schritt in Richtung meines Ziels zu gehen?**

Bewertung. Denken Sie bitte daran: Jeder kleine Schritt zählt. Seien Sie dabei freundlich und geduldig mit sich selbst. Wenn es gut läuft, machen Sie einen bis zwei Schritte vorwärts und einen zurück. Es ist normal, dass nicht jeder Schritt gelingt, aber die Richtung sollte nach zwei bis drei Wochen klar sein.

10.4 Skripte erstellen, Improvisation wagen

Sie haben bereits eine große Wegstrecke zurückgelegt und unterwegs viele wertvolle Erfahrungen gemacht. Sie haben sich mit Ihrer eigenen Herkunft und Kindheit auseinandergesetzt, den Blick auf Ihre Elternrolle gerichtet und die schönen wie auch herausfordernden Momente im Familienalltag gewürdigt. Dabei sind Ihnen wichtige Konzepte begegnet – zu Erziehungsstilen, Bedürfnissen, Temperament und Entwicklungsschritten Ihres Kindes.

Gleichzeitig haben Sie Ihre eigenen Stärken, Ressourcen und bereits gemeisterten Aufgaben in den Blick genommen. Mit diesem Fundament können Sie zuversichtlich nach vorne schauen, neue Strategien entwickeln und Wege finden, die Balance zwischen den Bedürfnissen aller in der Familie zu gestalten.

Manches darf vielleicht noch in Ruhe nachklingen – manchmal braucht es Zeit, bis neue Gedanken sich setzen, bis man sie wirklich durchfühlt hat. Geben Sie sich diese Zeit.

Der Blick nach vorn. Wenn Sie dann bereit sind, die gewonnenen Erkenntnisse in Ihren Familienalltag einzubringen, richten wir den Blick nach vorn: auf die Bühne Ihres ganz persönlichen »Familienstücks«. Mit der Arbeit auf der inneren Bühne haben Sie wichtige Voraussetzungen geschaffen – nun geht es darum, diese zielführend auf die äußere Bühne, also in Ihr wirkliches Familienleben, zu bringen. Die Akteure, d. h. Ihr Kind, Sie und wer mit Ihnen in der Familie lebt, stehen bereit und warten auf das Drehbuch. Die bisherigen Akte sind Ihnen vertraut – jetzt dürfen Sie entscheiden, wie die Geschichte weitergeht.

Vergessen Sie dabei bitte nicht: Auch Sie selbst spielen eine zentrale Rolle. Gemeinsam mit Ihrem Kind und ggf. mit Ihrem Partner oder Ihrer Partnerin haben Sie die Hauptrollen inne und gestalten diese. In diesem Stück geht es nicht nur um Regeln und Strukturen, sondern vor allem um Gefühle – um gemeinsames Lachen und Weinen, um Höhen und Tiefen, um Erfolge und Rückschläge. Genau das macht ein echtes, lebendiges Familienleben aus.

Ihr »Drehbuch« soll dabei keine starre Vorgabe sein (erinnern Sie sich an das Konzept der Rugged Flexility), sondern eine Orientierung – ein roter Faden, der Ihnen Richtung und Halt gibt. Denn kein Tag mit Kindern gleicht dem anderen, und vieles wird sich wie im Improvisationstheater anfühlen und entfalten.

Wichtig ist, dass Sie Ihr Ziel im Blick behalten und die positiven Kräfte in Ihnen nutzen, um hilfreiche Strategien dann auch umsetzen zu können.

Lassen Sie uns nun die Umsetzung, die eigentliche Rahmung, Orientierung und Planung für eben die schwierigsten Momente mit Ihrem Kind konkretisieren. Bringen Sie dafür Ihre eigenen Ideen mit ein – solche, die wirklich zu Ihnen und Ihrer Familie passen.

Für diesen Planungs- und Umsetzungsschritt haben wir Ihnen als Memo einen »Lückentext« vorbereitet, mit dessen Hilfe Sie alle wichtigen Aspekte bedenken und umsetzen können.

Wichtig

Unterschätzen Sie bitte nicht die alten Erlebens- und Verhaltensmuster im Alltag: Sie poppen einfach auf, sie sind dann da, ganz ohne Ihre Einladung. Sie lassen Sie dann automatisch reagieren – so, wie Sie es selbst als Kinder gelernt haben – und meist werden Sie erst hinterher merken, dass Sie wieder in Ihre alten Muster verfallen sind. Wir können Ihnen versichern, dass dies vielen Menschen so passiert und nicht nur Erziehungsalltag auftritt. Worauf es nun ankommt, ist jedoch nicht nur, die Erlebensmuster zu erkennen und zu verändern, sondern auch die Verhaltensmuster, die daraus entstehen. Der Mensch ist, etwas vereinfacht gesagt, auch ein Gewohnheitstier, und so finden auch wir uns immer wieder mal dabei, Dinge zu tun und zu sagen, weil wir gewohnt sind, sie zu sagen, nicht unbedingt, weil wir im Moment überzeugt sind, dass dies am meisten Sinn macht.

Das Memo, das wir Ihnen hier anbieten, hilft Ihnen also dabei, Ihre Muster und Modi bewusst zu erkennen und im zweiten Schritt auch so zu verändern, wie es Ihren Zielen (Normen / Werten) entspricht. Sie können in diesem Memo zum Beispiel notieren:

- Welche Situation oder welcher Auslöser ein starkes Gefühl in Ihnen hervorruft.
- Welches negative Schema (z. B. Unzulänglichkeit) und damit verbundene Gefühl (z. B. der »verletzliche Kindmodus«) dabei aktiviert werden.
- Wie Sie bisher auf diese Schema- und Modusaktivierungen reagiert haben, z. B. mit einem problematischen Bewältigungsmodus, der vermutlich kurzfristig hilft, Ihre Bedürfnisse zu befriedigen, mittel- und langfristig die zunächst angenehme Wirkung verliert und entgegen Ihren Zielen arbeitet.

Darüber hinaus können Sie Ihre positiven Schemata aktivieren und überlegen, welche konkreten Schritte Ihnen dann helfen könnten, in belastenden Momenten kompetent zu reagieren.

Kurz gesagt: Ein Memo ist wie eine »Landkarte für schwieriges Terrain«. Es gibt in Be- und Erziehungsfragen eine Orientierung und unterstützt Sie dabei, den alten Mustern nicht mehr so viel Macht zu geben. Das Memo berücksichtigt in der unten dargestellten XXL-Variante Temperamentsfaktoren bei Ihrem Kind und Ihnen selbst und zeigt Wege auf, die eigenen Stärken und Ressourcen am Wegesrand einzusammeln und so zu nutzen, dass Ihr Fürsorge- und Anleitungsmodus entlang Ihren Werten und Normen wertschätzend und haltgebend handeln kann.

Zum Ausprobieren

Eltern-Memo XXL

(1) Situation, Gefühl und Schema benennen:
Wenn mein Kind ... (bitte Auslöser bzw. problematisches Verhalten benennen)

____

____

dann fühle ich zuallererst (z. B. Angst, Wut, Traurigkeit) ________________.

Ich spüre dann, dass mein altes negatives Schema __________________
aktiviert wird bzw. ist, und das fühlt sich gar nicht gut an.

(2) Modi und Bedürfnisse erkennen:
Mit der Aktivierung meines negativen Schemas spüre ich auch meist sehr schnell den Modus des verletzbaren Kindes, der / den »________________« (Ihr Name des Modus).

Ich habe diesen Modus schon öfter in meinem Leben schmerzhaft spüren müssen, z. B. in folgenden Situationen: (bitte nur Stichpunkte – wenn möglich auch Kindheitserfahrungen)

____

____

____

____

Um mein verletzbares Kind nicht wieder so heftig spüren zu müssen, habe ich folgenden Bewältigungsmodus »____________________« aktiviert.

Der hat die Aufgabe, meine unten genannten Bedürfnisse zumindest kurzfristig zu befriedigen, (z. B. Bindung, Autonomie, Selbstwert, Unlustvermeidung, Struktur / Grenzen)

Kurzfristig gesehen hilft mir dieser Bewältigungsmodus also, meinen Schema-Schmerz bzw. mein verletztes Kind nicht so heftig zu spüren. Der Modus hat dann folgende unmittelbare Wirkung (z. B. Wie verhält sich das Kind? Was machen andere Anwesende?)

Mittel- und langfristig ist dieser Bewältigungsmodus allerdings aus folgenden Gründen problematisch (z. B. Eskalationsgefahr, schlechtes Modellverhalten etc.)

---

(3) Modell für den eigenen Bewältigungsmodus

Ich habe diesen problematischen Bewältigungsmodus bei folgender Person kennengelernt (bitte benennen, wer / was Ihnen als Vorbild gedient hat, und was die Person vorgemacht hat)

---

(4) Temperamentsfaktoren (Big-Five-Faktoren)

Mit Blick auf die Big-Five-Temperamentsfaktoren macht mir bei meinem Kind besonders folgender Big-Five-Faktor zu schaffen ____________________ (z. B. hohe Ausprägung von Extraversion), und ich glaube, dass auch ich manchmal stark von dem Faktor ____________________ beeinflusst bin (z. B. hohe Ausprägung von Gewissenhaftigkeit), was es dann zusätzlich schwierig macht.

(5) Kompetenter Elternmodus und positive Schemata
Ich habe mir selbst schon oft bewiesen, dass ich auch eine sehr kompetente und kluge Seite in mir habe: ____________________ (Ihr Name für diesen Modus).

Dieser kompetente Modus ist aus folgenden Gründen dem o. g. problematischen Bewältigungsmodus vorzuziehen: (z. B. Modell für sozial kompetentes Verhalten, Steigerung emotionaler Intelligenz etc.)

____

____

____

Zu den Beweisen, dass dieser kompetente Modus schon lange in mir ist und wirkt, zählen (bitte notieren Sie exemplarisch kurz Ihre elterlichen Erfolge und Errungenschaften)

____

____

____

____

____

Meine positiven Schemata sind:

____

Ich möchte sie wie folgt aktivieren: (z. B. pro Schema einmal ein- und ausatmen [Entschleunigung], Schatzbeutel betrachten [Fokus auf Stärken] etc.)

____

____

____

(6) Kompetentes Verhalten planen

Wenn in Zukunft mein o.g. problematischer Bewältigungsmodus anspringt und ich weiß, dass dieser Modus mir mittel- und langfristig mehr schadet als Gutes bringt, dann möchte ich meinen kompetenten Elternmodus aktivieren, mein Temperament zügeln und Folgendes tun [Skript notieren]

____

____

____

____

____

____

Zugegeben, dieses Memo ist in der XXL-Variante recht umfassend. Sich ihm ausführlich zu widmen, lohnt sich jedoch, da es an dieser Stelle auch eine zusammenfassende Rolle einnimmt, die Ihnen verschiedene wichtige Aspekte nochmals vor Augen führt. Sie finden es auch als AB 3 bei den Online-Materialien. Wir hoffen, dass Sie alle offenen Stellen in diesem Memo haben füllen können. Wenn nicht, möchten wir Ihnen empfehlen, eventuell im Buch den einen oder anderen Aspekt nochmals nachzuschlagen. Erst dann setzen sich die verschiedenen Elemente zu einem plausiblen Gesamtbild zusammen.

Sehr wichtig ist, dass Sie dieses Memo mit all seinen Inhalten öfter lesen und reflektieren, um eine Chance gegen die alten Muster und ihre dysfunktionalen Modi zu haben und wirklich eine neue Zeit in Ihrer Familie und mit Ihrem Kind zu markieren. Was Sie für Ihre Familie und Ihre Elternrolle ändern möchten, können Sie dann ändern, aber meist ist auch nicht alles schlecht, was die eigenen Eltern einem vorgelebt und vermittelt haben. Insofern überprüfen Sie gerne immer wieder mal Ihre Werte und Normen, Ihre Muster und Modi und Ihre Strategien, insbesondere, ob sie noch zu Ihren Zielen führen.

Gekürztes Eltern-Memo

Sie können das o. g. dargestellte Memo selbstverständlich auch kürzen und auf die allerwichtigsten Faktoren beschränken (auch verfügbar als AB 4 im Online-

Material). Wir haben Ihnen hier einen Vorschlag gemacht, und wenn Sie mögen, könnten Sie das oben bearbeitete Memo übertragen und / oder eine neue Situation benennen, die Sie auch belastet. Ein solchermaßen gekürztes Memo hat den Vorteil, dass Sie es kurz im Alltag anschauen können. Vielleicht mögen Sie es mal probieren?

Zum Ausprobieren

Eltern-Memo: kurz und knackig

(1) Situation und Gefühl benennen:

Wenn mein Kind ... (bitte Auslöser bzw. problematisches Verhalten des Kindes benennen)

____

____

dann fühle ich zuallererst (was ist Ihr allererstes Gefühl, z. B. Angst, Wut, Traurigkeit)

____

(2) Modi und Bedürfnisse erkennen:

Mit der Aktivierung meines negativen Schemas spüre ich auch meist sehr schnell den Modus des verletzbaren Kindes, der / den »____________________« (Ihr Name des Modus).

Ich habe diesen Modus schon öfter in meinem Leben schmerzhaft spüren müssen, z. B. in folgenden Situationen: (bitte nur Stichpunkte – wenn möglich auch Kindheitserfahrungen)

____

____

____

____

Um mein verletzbares Kind nicht wieder so heftig spüren zu müssen, habe ich folgenden Bewältigungsmodus »________________« aktiviert.

Der hat die Aufgabe, meine unten genannten Bedürfnisse zumindest kurzfristig zu befriedigen, und das ... (z. B. Bindung, Autonomie, Selbstwert, Unlustvermeidung, Struktur / Grenzen)

____

____

Kurzfristig gesehen hilft mir dieser Bewältigungsmodus also, meinen Schema-Schmerz bzw. mein verletztes Kind nicht so heftig zu spüren. Der Modus hat dann folgende unmittelbare Wirkung (z. B. Wie verhält sich das Kind? Was machen andere Anwesende?)

____

____

Mittel- und langfristig ist dieser Bewältigungsmodus allerdings aus folgenden Gründen problematisch (z. B. Eskalationsgefahr, schlechtes Modellverhalten etc.)

____

____

(3) Kompetenter Elternmodus und positive Schemata

Ich habe mir selbst schon oft bewiesen, dass ich auch eine sehr kompetente und kluge Seite in mir habe: ________________ (Ihr Name für diesen Modus).

Zu den Beweisen, dass dieser kompetente Modus schon lange in mir ist und wirkt, zählen (bitte notieren Sie exemplarisch kurz Ihre elterlichen Erfolge und Errungenschaften)

____

____

____

(4) Kompetentes Verhalten planen
Wenn in Zukunft mein o.g. problematischer Bewältigungsmodus anspringt und ich weiß, dass dieser Modus mir mittel- und langfristig mehr schadet, als Gutes bringt, dann möchte ich meinen kompetenten Elternmodus aktivieren und Folgendes tun [Skript notieren]

____

____

____

____

____

____

Tipp

Audio-Memo

Sprechen Sie den Text aus den Memos als Audio-Datei auf Ihr Smartphone, dann können Sie es sich anhören, so oft Sie wollen und benötigen. Sie hören dann quasi Ihren eigenen kompetenten Elternmodus, der Ihnen gut zuspricht und am Ende das Skript wiederholt.

Sie können auch einen für Sie wichtigen Menschen bitten, den Text in Form einer Instruktion an Sie aufzusprechen: *Liebe/r ..., wenn dein Kind ..., und du wütend wirst ... etc.*

Selbstverständlich sollte eine solche Person Ihr volles Vertrauen genießen und seine/ihre Stimme wohltuend und stärkend auf Sie wirken.

Wie häufig sollte ich dieses Memo üben, damit ich es in einer Stresssituation sicher anwenden kann?

Damit Sie in einer Belastungssituation von dem Memo profitieren, schlagen wir vor, auf zwei zentrale Aspekte zu achten:

(1) Häufigkeit der Wiederholung
   - Am Anfang täglich kurz durchgehen; gerne auch laut lesen, weil das stärker verankert.
   - Sobald Sie merken, dass Sie den Inhalt sehr gut kennen, reicht es, mehrmals pro Woche.
   - Nach einiger Zeit genügt eine monatliche Auffrischung.
(2) Einüben in ruhigen Momenten
   - Der Körper und das Gehirn lernen besser, wenn Sie das Memo nicht nur im Notfall, sondern auch in entspannten Situationen nutzen.
   - So wird der Ablauf automatischer und Sie müssen im Ernstfall weniger nachdenken.

Kurz gesagt: Am Anfang täglich üben, später reicht ein gelegentliches Auffrischen – wichtig ist, dass es sich automatisch und vertraut anfühlt.

Wir hoffen sehr, dass Ihnen die obigen Memos im Alltag weiterhelfen, in Richtung Ihrer Ziele zu kommen. Für absolute Notfälle oder heftige Krisen, die so nicht absehbar waren und für die kein Memo oder Skript vorliegt, möchten wir das unten genannte Notfall-Memo für Eltern vorschlagen. Sie finden es auch als AB 5 im Online-Material. Dort können Sie es ausdrucken und eigene Notizen hinzufügen.

Notfall-Memo für Eltern

Dieses Memo soll Ihnen in akuten Stressmomenten helfen, Ruhe zu bewahren und handlungsfähig zu bleiben. Bitte üben Sie den Ablauf regelmäßig, falls Ihr Kind bzw. die Situation zu Hause in solche Krisen kommen kann.

(1) Sofort innehalten: Stoppen Sie jede Handlung.
(2) Atemanker setzen: Atmen Sie 4 Sekunden ein – halten – 6 Sekunden ausatmen. Der Fokus auf den Atem beruhigt und schafft einen gewissen Freiraum.
(3) Abstand schaffen: Wenn möglich, kurz den Raum verlassen (nur wenn Ihr Kind sicher ist und wenn es dann nicht das Gefühl hat »im Regen stehen gelassen zu werden«!). Zählen Sie bis 10 oder trinken Sie ein Glas Wasser.
(4) Sich selbst beruhigen: Sprechen Sie zu gut und fürsorglich sich: »Ich darf eine Pause machen. Es ist normal, mal überfordert zu sein.«
(5) Unterstützung aktivieren: evtl. eine Vertrauensperson anrufen; haben Sie eine Nummer griffbereit (Partner:in, Freund:in, Familienberatung, Notfallseelsorge, Elterntelefon).

Die Bühne gehört Ihnen!
Sie haben sich nun viel Zeit genommen, dieses Buch zu lesen und sich so aktiv darauf einzulassen. Vielen Dank dafür. Das hat manchmal sicherlich viel Geduld erfordert und Sie haben viel geleistet – Sie haben zurückgeblickt, nach innen geschaut und mutig nach vorne gesehen und haben dabei Ihre jeweilige Rolle eingehend betrachtet. Nun halten Sie Ihr ganz eigenes Drehbuch in den Händen, das Ihnen Orientierung für den weiteren Verlauf Ihrer »Vorführung« im Familienalltag bietet.

Natürlich wird es dabei immer wieder Raum für Improvisation geben – das gehört dazu. Doch Sie haben nun alles Wesentliche beisammen: Die Schauspielerinnen und Schauspieler sind Sie selbst und Ihre Familienmitglieder. Die Inszenierungen können sich täglich wandeln, aber mit Ihrer Haltung von Fürsorge, Klarheit und Flexibilität haben Sie bereits stabile Leitplanken gesetzt, die Ihnen Sicherheit geben.

Die Bühne ist Ihr Zuhause: Die Zimmer verwandeln sich in wechselnde Szenenbilder, und die kleinen wie großen Alltagsgegenstände warten nur darauf, in einer lebendigen, humorvollen und liebevollen Choreografie zum Einsatz zu kommen.

Wir wünschen Ihnen von Herzen viel Freude, Gelassenheit und Neugier bei all den kleinen und großen Aufführungen, die Sie gemeinsam erleben werden. Möge aus dem vermeintlich »immer dasselbe Theater« ein buntes, facettenreiches, lebendiges Wunschtheater werden, das Ihre Familie bereichert und verbindet.

10.5 Was tun, wenn nichts hilft

Es gibt Momente, in denen Sie alles versucht haben und dennoch ratlos sind – das ist völlig normal. Manchmal stoßen Eltern dann an ihre Grenzen, obwohl sie alles geben – und genau dann ist Selbstfürsorge besonders wichtig. Gehen Sie bitte in Ihren Selbstfürsorge-Modus und gestehen Sie sich eine Pause zu, atmen Sie Ihre positiven Schemata ein und Ihre negativen aus, und erinnern Sie sich daran, dass Ihr Kind – trotz aller Herausforderungen – schon so viel von Ihnen gelernt hat, geliebt wird und sicher ist.

Manchmal hilft Eltern, sich ihre bisherigen elterlichen Erfolge wieder bewusst zu machen (Kap. 7.1) oder Aktivitäten entlang Ihrer Stärken und Kraftquellen (Kap. 7.2) auszuüben oder die Aktivierung positiver Schemata (Kap. 10.3). Und manchmal braucht es auch ein gutes Gespräch mit einer nahestehenden Person, der man vertraut und die einen versteht.

Scheuen Sie sich bitte nicht, Unterstützung anzufragen und auch anzunehmen. Ob Partner:in, Freund:in, Familienmitglied oder eine professionelle Beratung: Sie wissen ja eigentlich, dass Sie nicht alles allein schaffen können. Und das müssen Sie auch nicht. Elternsein ist ein so vielschichtiger und facettenreicher Lernprozess, dass selbst erfahrene Eltern immer wieder an ihre Grenzen stoßen. Seien Sie deswegen bitte nicht zu kritisch und streng mit sich und bitten Sie gegebenenfalls Ihren kompetenten Elternmodus, Ihr eigenes inneres verletzliches Kind vor diesen Gedanken bzw. inneren Stimmen zu beschützen.

Randnotiz aus der Schematherapie für Kinder: Wissen Sie, was wir Kindern bezüglich der Aufgaben des Clevermodus vermitteln?

> *Clever zu handeln bedeutet, das zu tun, was wir gerade selbst tun können – aber genauso clever ist es, Hilfe anzufragen und anzunehmen, wenn wir allein nicht weiterkommen.*

Wenn Sie erwägen, professionelle Hilfe zu suchen und in Anspruch zu nehmen, ist das kein Zeichen von Schwäche. Im Gegenteil: Sie sind ein wunderbares Vorbild und Modell für Ihr Kind, das ebenso lernen muss, sich die Hilfe zu holen, die es vielleicht für sich benötigt.

Wenn Sie also das Gefühl haben, dass die bisherigen Ansätze und Übungen dieses Buches ins Leere laufen und / oder einfach nicht greifen, erwägen Sie die Kontaktaufnahme zu professionellen Stellen bzw. Institutionen. Wir haben Ihnen im Abschnitt »Noch mehr Information« kurz skizziert, wie Sie weitere Unterstützung finden können, wo Sie weiterlesen können und welche Literatur wir Ihnen empfehlen möchten.

Noch mehr Information

Weitere Unterstützung finden

Weiterlesen

Hinweise zum Online-Material

Literatur

Schnell nachschlagen

WEITERE UNTERSTÜTZUNG FINDEN

Wenn Sie bemerken sollten, dass dieses Buch Ihnen nicht ausreichend bei den vorhandenen Problemen weiterhilft, möchten wir Sie zunächst auf Beratungsstellen, Institutionen und Praxen aufmerksam machen. Dabei finden Sie auch kurze Leistungsspektren, damit Sie eine ungefähre Vorstellung haben, was Sie bei den jeweiligen Einrichtungen erwarten können.

- Erziehungs- und Familienberatungsstellen
  - Unterstützung bei Erziehungsfragen und Konflikten
  - Beratung zu Entwicklungsauffälligkeiten oder Verhaltensproblemen
  - Begleitung bei Trennung, Scheidung oder Patchwork-Themen
- Schulpsychologische Beratungsstellen
  - Hilfe bei Lern- und Konzentrationsschwierigkeiten
  - Unterstützung bei Schulangst oder Mobbing
  - Zusammenarbeit mit Lehrkräften und Schulen
- Ehe-, Familien- und Lebensberatungsstellen
  - Paarberatung; Unterstützung, wenn Ihre Paarbeziehung in eine Krise geraten ist
  - Begleitung bei Trennung, Scheidung oder Patchwork-Themen
  - Kurse zur besseren Kommunikation als Paar, Kinder-im-Blick-Kurse und ähnliche
- Praxen für Psychiatrie bzw. Psychotherapie für Kinder und Jugendliche
  - Diagnostik und Therapie bei psychischen Belastungen und Störungen
  - Unterstützung bei Angst, Depression, ADHS, Trauma etc.
  - Elternberatung zur Begleitung der Behandlung
- Sozialpädagogische Familienhilfe (Jugendamt)
  - Praktische Unterstützung im Familienalltag
  - Hilfe bei der Strukturierung von Erziehung und Haushalt
  - Stärkung der Eltern-Kind-Beziehung
- Frühe Hilfen / Familienzentren
  - Begleitung besonders in den ersten Lebensjahren
  - Alltagsnahe Unterstützung für junge Eltern
  - Austausch in Eltern-Kursen oder Gruppen

- Elterntelefone / Online-Beratungen (z. B. »Nummer gegen Kummer«)
  - Anonyme und kostenlose Erstberatung
  - Akute Entlastung bei Stresssituationen
  - Vermittlung an regionale Hilfsangebote

Kontaktmöglichkeiten in Deutschland, Österreich und der Schweiz
Nachfolgend finden Sie eine (nicht erschöpfende) Auflistung von Kontaktadressen von Erziehungs- und Familienberatungsstellen in Deutschland, Österreich und der Schweiz (Stand: 19.08.2025).

Deutschland

- **Bundeskonferenz für Erziehungsberatung (bke):** Über dieses Verzeichnis lassen sich bundesweit rund 1.000 Beratungsstellen finden – mit onlinebasierten Einzelberatungen, Chats, Themenforen und mehr. *www.bke.de*
- **»Nummer gegen Kummer« – Elterntelefon:** Unter der kostenfreien Nummer 0800-111 0550 (Montag, Mittwoch, Freitag 9–17 Uhr; Di & Do 9–19 Uhr) können Eltern anonym und kompetent Unterstützung erhalten.
- **Deutscher Kinderschutzbund (»Starke Eltern – Starke Kinder«):** Der Kinderschutzbund bietet Elternkurse (»Starke Eltern – Starke Kinder«) online und in Präsenz an. Angeleitet durch pädagogische Fachkräfte steht der Austausch mit anderen Eltern und die gegenseitige Unterstützung hier im Mittelpunkt. *www.sesk.de*
- **Familienportal des Bundesfamilienministeriums:** Das Familienportal des Bundesfamilienministeriums stellt Informationen zu verschiedenen Themenbereichen, hilfreiche und kostenlose Online-Materialien sowie Kontaktadressen zur Verfügung. Die Themenbereiche reichen von Kinderwunsch, Schwangerschaft, Mediennutzung, Trennung, Jugendschutz bis zu sexuellem Missbrauch. *www.familienportal.de*
- **Pro Familia:** Mit über 180 Standorten bietet Pro Familia in psychosozialer und psychologischer Beratung Hilfe in Familienkrisen, bei Eltern-Kind-Konflikten, Partnerschaftsthemen und vielem mehr. *www.profamilia.de*
- **Katholische Bundeskonferenz Ehe-, Familien- und Lebensberatung (KBK-EFL):** Hier finden Sie über 300 katholische Ehe-, Familien- und Lebensberatungsstellen und deren unterstützende Angebote: *www.katholische-beratung.de*

Österreich

- **Familienberatungsstellen (Bundes-Website):** Auf familienberatung.gv.at finden Sie regionale Beratungsstellen für Familien und Eltern in Österreich.
- **Elternseite.at – Videoberatung & Ratgeber:** Digitales Angebot mit Beratung per Video und hilfreichen Artikeln für Eltern in Erziehungsfragen.
- **Frühe Hilfen Österreich:** Die Frühe Hilfen unterstützt werdende Eltern und Familien mit Kindern bis 3 Jahren in frühen Lebensphasen. *www.fruehe hilfen.at*

Schweiz

- **Mütter- und Väterberatung (z. B. Pro Juventute / Pro Familia):** Kostenlos, flächendeckend und meist mit Telefon-, Hausbesuchs-, Kurs- oder Gruppenangeboten. Beratungsschwerpunkte sind Entwicklung, Stillprobleme, Ernährung, Erziehung und vieles mehr.
- **Elternnotruf:** Der Elternnotruf unter 0848 35 45 55 bietet rund um die Uhr eine kostenlose Telefon- und Online-Beratung an. Themen können sich auf Erziehung, Kindesentwicklung und Familienalltag beziehen, aber auch bei Krisen, Überforderung und Gewalt stehen die Mitarbeiter*innen Ihnen zur Seite. *www.elternnotruf.ch*
- **netz-familie.ch Elternportal:** Kostenfreies Onlineforum, Ratgeber und offene Beratung für Eltern – ideal für Alltagsfragen von Schwangerschaft bis Pubertät.
- **Regionale Familienangebote (z. B. in Zürich):** Verschiedene kantonale Anlaufstellen bieten Alltagshilfe, Familienberatung oder Austauschmöglichkeiten.

Schematherapie für Kinder

Falls Sie nach diesem schematherapeutischen Selbsthilfebuch weitergehende Hilfe in Betracht ziehen oder sich auch für die therapeutische Arbeit mit Kindern und Jugendlichen interessieren, sei im nachfolgenden Kasten der schematherapeutische Ansatz mit Kindern und Jugendlichen dargestellt, ergänzt durch einige Anmerkungen bezüglich des »Schema-Coaching für Eltern«.

Schematherapie für Kinder und Jugendliche (ST-KJ)

Vielleicht sind Sie an der ein oder anderen Stelle in unserem Buch auf die Frage gestoßen, ob Ihr Kind von einer Schematherapie profitieren könnte. Deswegen möchten wir Ihnen diese Therapieform kurz vorstellen.

Worum es in der ST-KJ geht. Viele Probleme, die Kinder und Jugendliche im Alltag immer wieder zeigen – starke Wutausbrüche, Rückzug, anhaltende Traurigkeit, Angst, Unsicherheit oder Konflikte mit Gleichaltrigen – können tieferliegende Ursachen haben. Die Schematherapie setzt genau dort an: Sie hilft, innere Muster (»Schemata«) und Anteile (»Modi«) zu verstehen und so zu verändern, dass Ihre Bedürfnisse angemessen befriedigt werden.

Ziele der Schematherapie bei Kindern & Jugendlichen

- Ihr Kind lernt, seine Gefühle besser zu verstehen und auszudrücken.
- Es erkennt, welche Bedürfnisse dahinterstehen.
- Es entwickelt gesündere Strategien, um mit schwierigen Situationen umzugehen.
- Selbstwert und Selbstvertrauen werden gestärkt.
- Eltern werden aktiv einbezogen, um eine positive Veränderung im Alltag zu unterstützen. Dabei werden je nach Bedarf und Offenheit der Eltern auch die Bedürfnisse, Schemata und Modi der Eltern beleuchtet.

Wie wird mit den Kindern und Jugendlichen gearbeitet?

Da Kinder und Jugendliche anders denken und fühlen als Erwachsene, wird die Therapie spielerisch und kreativ gestaltet. Je nach Alter und Interessen des Kindes können z. B.

- Geschichten, Bilder, Comics, Rollenspiele oder Handpuppen helfen, innere Anteile sichtbar zu machen.
- Gefühle, Modi und Schemata bekommen kindgerechte Namen wie »Trauriges Kind«, »Wütender Tiger« oder »Strenger Drache«.
- Jugendliche lernen z. B. mithilfe von Moduskarten, Stuhldialogen und Imaginationen, ihr »gesundes Ich« (Clevermodus) aufzubauen – also den Teil, der für sie selbst sorgt und unterstützt wird, die eigenen Interessen und Bedürfnisse mit denen der anderen auszubalancieren.

Die Rolle der Eltern (Schema-Coaching für Eltern)

Eltern spielen eine wichtige Rolle in der Schematherapie: Sie helfen nicht nur, die Fortschritte aus der Therapie im Alltag zu übertragen, sondern sind auch Vorbilder, indem sie selbst mit ihren eigenen Gefühlen und Bedürfnissen lernen umzugehen. Dadurch können sie auch lernen, die Bedürfnisse ihres Kindes besser zu verstehen und angemessen darauf einzugehen. Sie reflektieren differenziert ihre eigene Kindheit und verstehen, warum sich welche Muster und Modi im Familiensystem eingenistet haben. Sobald ein plausibles Erklärungsmodell geschaffen wurde (Blick zurück) und die eigenen Schemata und Modi erkannt wurden (Blick nach innen), bekommen sie die Möglichkeit, ihre eigenen Strategien zu entwickeln und einzuüben (Blick nach vorn). Dadurch können Sie die Macht von alten Mustern reduzieren und die positiven Muster so nutzen, um Ihr Kind in schwierigen Momenten im Fürsorge- und Anleitungsmodus zu begleiten.

Weitere Informationen zur Schematherapie bei Kindern und Jugendlichen können Sie auf der www.schematherapie-für-kinder.de einsehen, für Fragen rund um Forschung schauen Sie bitte hier: https://www.researchgate.net/publication/394580490_ST-KJ_Grundlagen_und_empirische_Evidenz_18-02-2025.

Therapieplatz-Suche. Sollten Sie einen Therapieplatz für Ihr Kind oder sich selbst suchen, empfehlen wir, die einschlägigen Schematherapie-Institute in Deutschland, Österreich und der Schweiz zu kontaktieren und dort Listen von Therapeut:innen, die in Schematherapie geschult sind, zuzusenden, z. B. hier: https://schematherapie-koeln.de/therapeutensuche.

Weiterlesen

Wenn Sie sich zusätzlich zu diesem Buch noch weiter informieren möchten, betrachten wir die folgende Literatur als hilfreich:

Julia Schuchardt & Julia Hinrichs (2025). Die Flügelwerkstatt. Nestwärme schenken, Autonomie ermöglichen – wie unsere eigenen Lebensfallen nicht zu denen unserer Kinder werden. Stuttgart: Kohlhammer.
Ein praxisorientiertes Buch, das Eltern dabei unterstützt, eigene Muster und Lebensfallen zu reflektieren, um ihren Kindern mehr Autonomie und emotionale Sicherheit zu ermöglichen. Beide Autorinnen sind Diplom-Psychologinnen, approbierte Psychotherapeutinnen in Verhaltenstherapie und verbinden in diesem Buch psychologisches Wissen mit konkreten Übungen.

Bastian Willenborg & Claus Peter Simon (2022). Kind, du machst mich wahnsinnig! Wie uns in der Erziehung unsere eigenen Muster in die Quere kommen. München: Heyne Verlag.
Dieses Buch zeigt, wie Eltern in Stress- oder Konfliktsituationen durch ihre eigenen unbewussten Kindheitsmuster »getriggert« werden. S. Willenborg als Facharzt für Psychosomatische Medizin, Psychiatrie und Psychotherapie und C.P. Simon als Redakteur und Autor zeigen auf, wie diese Dynamiken zu erkennen und aufzulösen – eine praxisnahe Einführung in schematherapeutische Prinzipien im Familienalltag.

Leandra Vogt (2025). Cycle Breaker: Für mein Kind mache ich es anders. Toxische Muster in der Familie durchbrechen und nachsichtig mit sich selbst bleiben. Weinheim: Beltz & Gelberg.
Dieses praxisorientierte Buch richtet sich an Eltern, die schädliche Denk- und Verhaltensmuster aus ihrer eigenen Kindheit erkennen und durchbrechen möchten. Die Autorin ist Kindheitspädagogin und identifiziert 20 häufige toxische Muster und bietet konkrete Übungen und Reflexionen, um diese zu verändern. Besonders betont wird dabei die Bedeutung der Selbstakzeptanz im Veränderungsprozess.

Eckhard Roediger (2025). Lebensfallen. Wie Sie Ihre negativen Denkmuster erkennen und verändern können. Stuttgart: Klett-Cotta.
Dieses Buch erklärt die wichtigsten Konzepte der Schematherapie für Laien und zeigt Wege, eigene »Lebensfallen« zu erkennen und zu verändern. Es ist ein Brü-

ckenschlag zwischen therapeutischer Theorie und persönlicher Selbstreflexion – hilfreich für Eltern, die an ihren eigenen Mustern arbeiten möchten. Der Autor ist Facharzt für Neurologie, Psychiatrie und Psychotherapeutische Medizin mit Zusatzausbildungen in tiefenpsychologisch fundierter Psychotherapie und Verhaltenstherapie. Als ehemaliger Präsident der Internationalen Gesellschaft für Schematherapie (ISST e.V., 2014–2016) gilt er als einer der Pioniere der deutschsprachigen wie auch der internationalen Schematherapie.

Gitta Jacob (2024). Leben geht nur vorwärts. Wann es Zeit ist, das innere Kind in Ruhe zu lassen und durchzustarten. Weinheim: Beltz.
Ein ermutigendes Buch über Selbstentwicklung und die Loslösung von alten Mustern. Es ergänzt die anderen Titel, indem es den Blick vom Erziehungsalltag auf persönliche Reifung und Zukunftsorientierung erweitert. Die Autorin ist eine renommierte deutsche Psychologin und Psychotherapeutin (u. a. Spiegel-Bestsellerautorin) und gilt als die Pionierin der deutschsprachigen und internationalen Schematherapie.

In Englisch:
John Philip Louis & Karen McDonald Louis (2015). Good Enough Parenting: An In-Depth Perspective on Meeting Core Emotional Needs and Avoiding Exasperation. New York: Morgan James Publishing.
Das Buch übersetzt schematherapeutische Prinzipien in alltagsnahe Elternarbeit. Es zeigt, wie Eltern die emotionalen Grundbedürfnisse ihrer Kinder erfüllen können, um spätere dysfunktionale Muster zu vermeiden. Beide Autor:innen haben das Elternprogramm »Good Enough Parenting« (GEP) entwickelt und bilden darin aus; der Autor ist Therapeut und Supervisor in Schematherapie (ISST), die Autorin Beraterin und Therapeutin mit Schwerpunkt auf Ehe- und Elternarbeit.

Hinweise zum Online-Material

Zu diesem Titel finden Sie Zusatzmaterial in Form von Arbeitsblättern auf unserer Internetseite www.beltz.de.

Sie kommen zu den Materialien, indem Sie auf die Seite des Titels gehen, den Link zum Online-Material anklicken und folgendes Passwort eingeben: a)cJ9V_4 (Groß- und Kleinschreibung beachten). Dann können Sie die gewünschten Dateien öffnen bzw. herunterladen. Da das Zusatzmaterial nur so lange zur Verfügung steht, wie das Buch lieferbar ist, empfehlen wir Ihnen, es sich auf dem eigenen Rechner zu speichern.

Nachfolgend finden Sie eine Übersicht über alle Materialien.

AB 1 Schema-Kollusion und Modus-Clash
Dieses Arbeitsblatt erläutert die Schema-Kollusion und den Modus-Clash zwischen Eltern und Kind für eine vertiefte Auseinandersetzung mit diesem Thema. Es bietet Skizzen-Vorlagen, mit deren Hilfe beides veranschaulicht werden kann.

AB 2 Tagesreflexion: Schritte in Richtung meines Ziels
Auf diesem Arbeitsblatt können Sie ein Ziel festlegen und täglich dazu notieren, was Sie in den vergangenen 24 Stunden getan haben, das für dieses Ziel hilfreich war, und was Sie sich für das schrittweise Erreichen des Ziels für den kommenden Tag vornehmen.

AB 3 Eltern-Memo XXL
Das Memo hilft Ihnen dabei, Ihre bisherigen Muster und Modi bewusst zu erkennen und so zu verändern, wie es Ihren Zielen (Normen und Werten) entspricht. Es unterstützt Sie dabei, Ihre positiven Schemata zu aktivieren und zu überlegen, was Ihnen helfen könnte, in schwierigen Momenten kompetent zu reagieren. Es ist wie eine »Landkarte für schwieriges Terrain«, das Ihnen Orientierung geben Sie dabei unterstützen soll, alte Muster zu überwinden.

AB 4 Eltern-Memo kurz und knackig
Die Kurzfassung des Eltern-Memos beschränkt sich auf einige zentrale Faktoren in der Bearbeitung von Schemata und Modi.

AB 5 Notfall-Memo
Dieses Arbeitsblatt nennt hilfreiche Maßnahmen für schwierige Situationen und bietet Raum für eigene Notizen und z.B. wichtige Telefonnummern.

Literatur

Baumrind, D. (1971). Current patterns of parental authority. Developmental Psychology Monograph, 4, 1–103.

Loose, C., Graaf, P. & Zarbock, G. (Hrsg.). (2024). Schematherapie mit Kindern und Jugendlichen (2. Aufl.). Weinheim: Beltz.

McCrae, R. R. & Costa Jr., P. T. (1999). A Five-Factor Theory of Personality. In L. A. Pervin & O. P. John (Eds.), Handbook of Personality Psychology (pp. 139–153). New York: Guilford.

Siegel, D. J. & Bryson, T. P. (2013). Achtsame Kommunikation mit Kindern: Zwölf revolutionäre Strategien aus der Hirnforschung für die gesunde Entwicklung Ihres Kindes. Freiburg i. Br.: Arbor-Verlag.

Stuhlberg, B. (2022). Master of Change: How to Thrive When Life Throws You Curves. Hoboken, NJ: Wiley.

Schnell nachschlagen